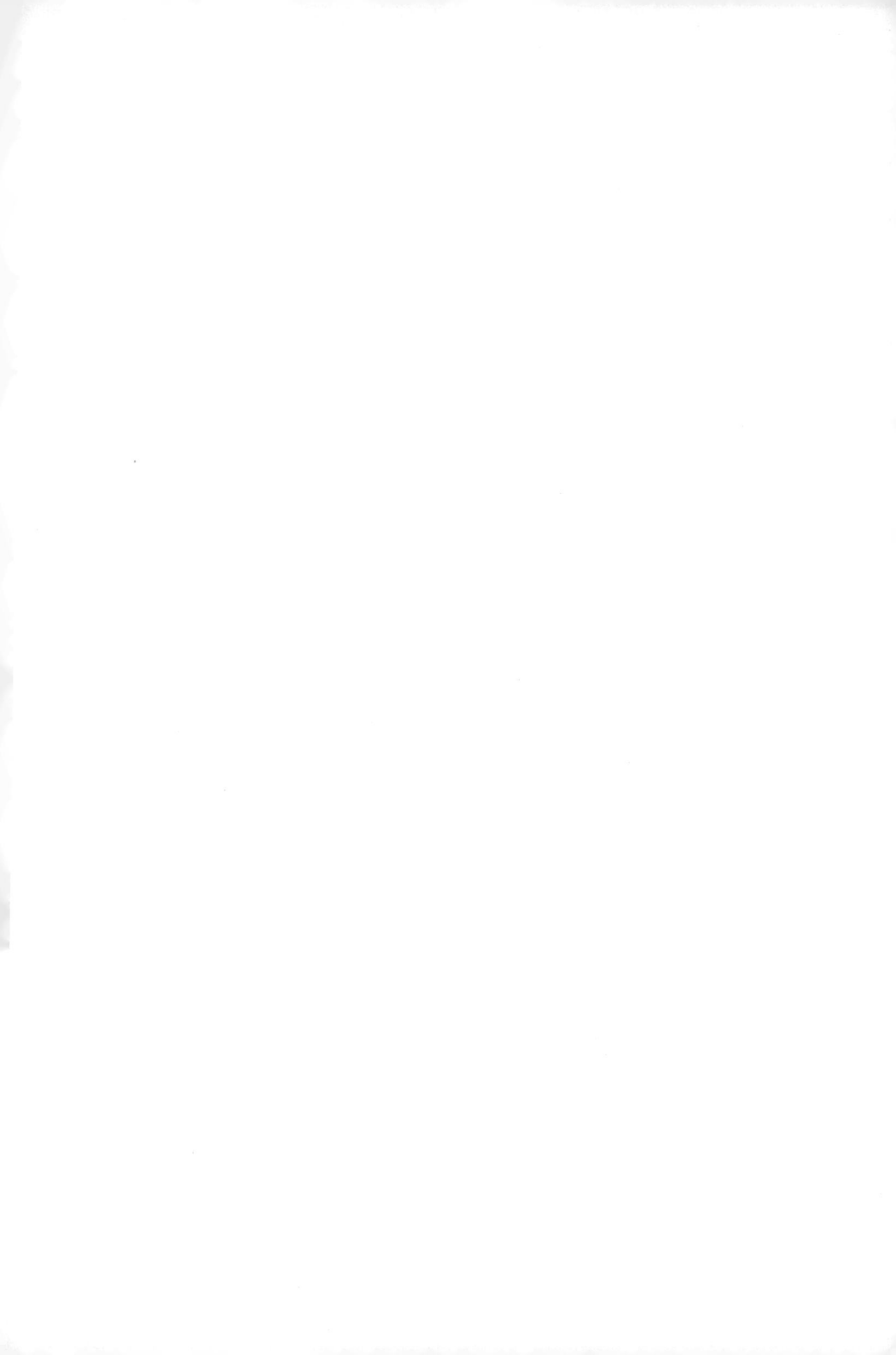

10秒放鬆按摩術

從頭到腳，對應症狀，調節自律神經

九保和也 著
曾盈慈 譯

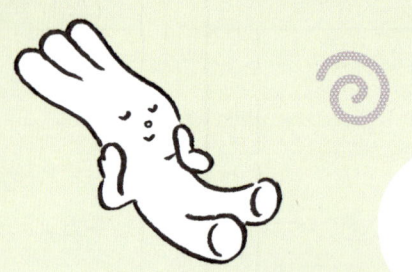

身體的毛病困擾著我，
因此去醫院掛了病號。

可是，醫生只給我
「自律神經失調」的診斷，
但我該如何改善這些病症呢？

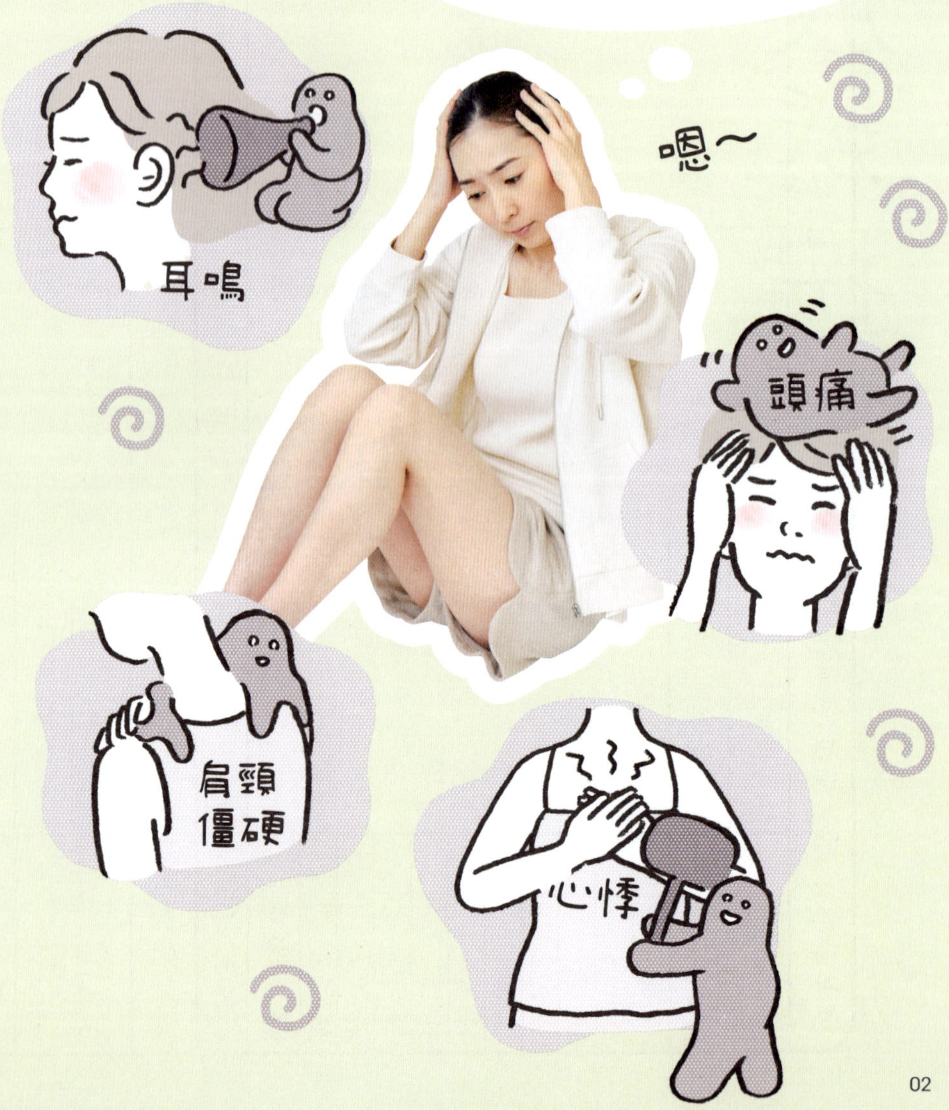

耳鳴

嗯～

頭痛

肩頸僵硬

心悸

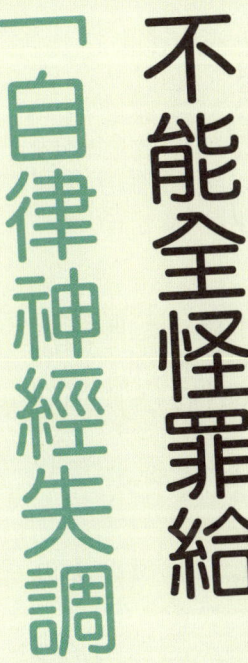

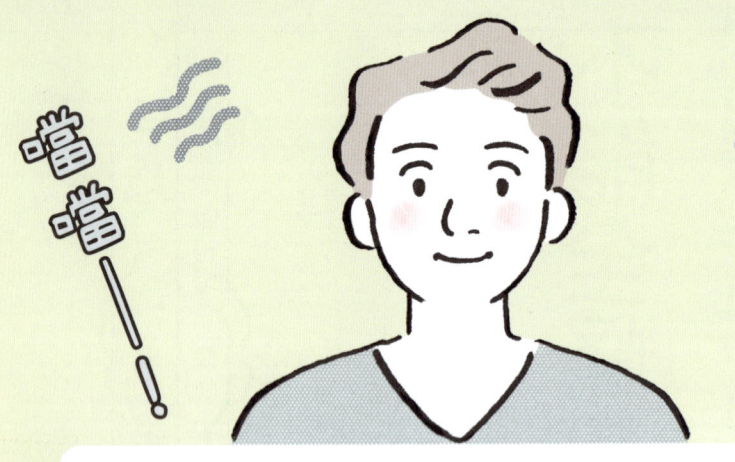

原因藏在五臟六腑的日常保健！

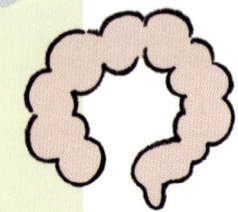
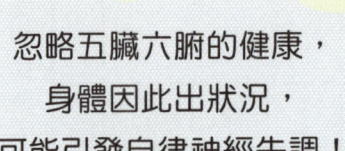

忽略五臟六腑的健康，
身體因此出狀況，
可能引發自律神經失調！

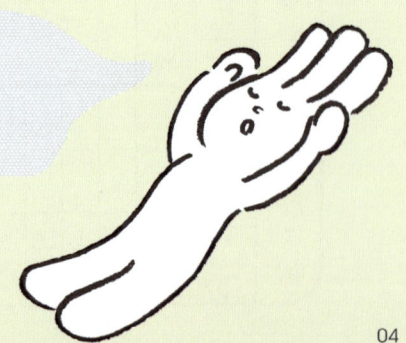

因此……

按壓穴道，
直接疏通五臟六腑的氣血循環！

掌握按壓技巧，
能夠從源頭
改善身體不適
的困擾！

一壓就通!!

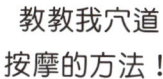
教教我穴道按摩的方法！

方法就是……

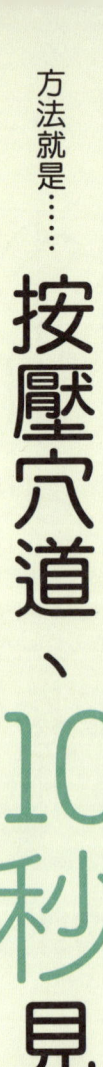

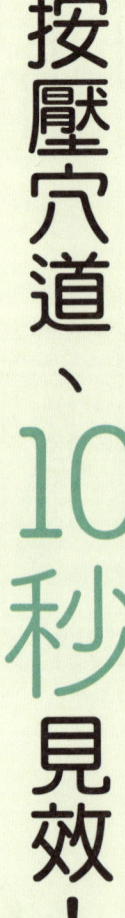

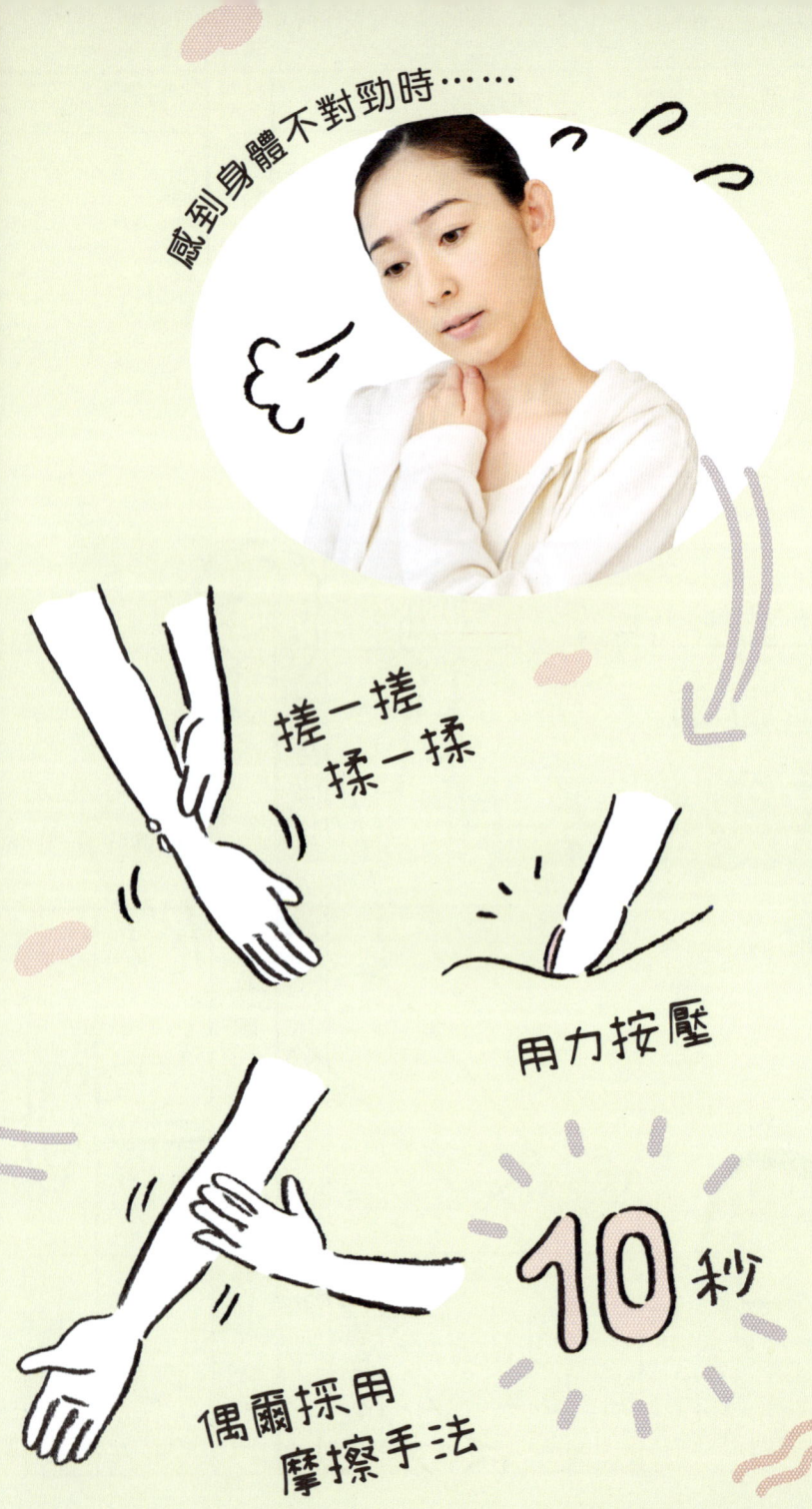

感到身體不對勁時……

按壓穴道、10秒見效！

搓一搓 揉一揉

用力按壓

10秒

偶爾採用摩擦手法

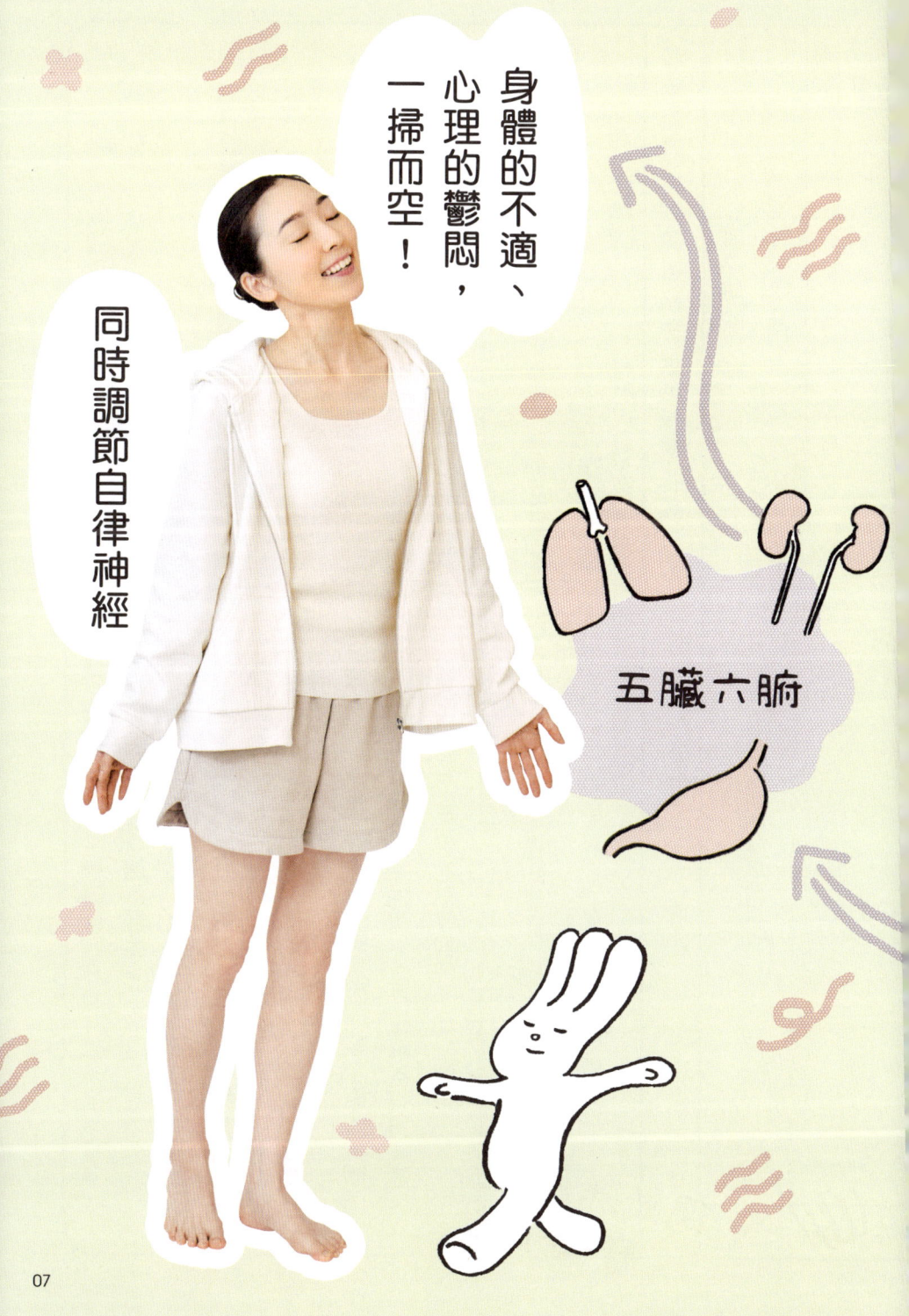

前言

長久以來，我見過不少為疾病所苦的患者，他們到醫院檢查，卻未發現異常，於是醫生做出了診斷：「是自律神經失調，導致身體不舒服！」

然而，得到自律神經失調引發身體不適的說明後，患者往往浮現疑問：那我接下來該怎麼做？有些人對身體毛病束手無策，只能默默忍受病痛，甚至抱持著「可能也治不好」的想法，最終放棄尋求治療。

但請大家放心，「病」出必有因。

換個角度想，只要能找到致病元凶，那些因為找不到病因而被忽略的身體問題，也能獲得妥善的治療。如果能在疾病發作的第一時間，自行緩解不適與痛楚，就能從被各種小毛病纏身的生活裡解脫，過上放鬆的日子對吧？

本書將為讀者說明自律神經失調的成因（狀況），並介紹應對各種身體不適的實用對策，請務必參照自身狀況實際應用看看。邁向無病一身輕的生活，即便只是多一天的輕鬆自在，也值得期待。

利用穴道改善身體困擾的自我保健法就是——

穴道按摩！

本書因一位患者的一句話而生。

「醫生，你可以把治療法濃縮成一本自我保健書嗎？」

那是一位受心悸、呼吸困難、憂慮感困擾的患者。他曾求助身心醫學科，被診

08

斷為自律神經失調。雖然領了抗憂鬱的處方，但他不想靠吃藥改善身體狀況，因此到我的診所尋求幫助。

隨著數次回診，他的不適感逐漸好轉，最終找回正常的生活品質，過上了神清氣爽的日子。這位患者，正是本書日本出版社「池田書店」的職員。

他推薦我從自身的看診經驗出發，利用東方醫學概念，幫助人們擺脫日常的身體困擾。能讓他人實際體會東方醫學的無限可能性，屬實令人開心。

既然都要出版書籍，那就寫一本讓讀者感到「讀這本書太值得」的書吧！秉持著這個信念，我將多年來接觸的各類患者及其對應的治療方法，以及向患者宣導的自我衛教保健彙整成一冊，不藏私大公開。

從急性的身體不適，到慢性的長期問題，本書詳載了各種身體狀況的對應治療法。然而，本書的目標不僅止於暫時性的處方，而是透過讀者的自我保健，打造一副「能抑制症狀產生的身體」。只要了解自己的體質並活用穴道療法，這一切皆有可能。

讓我們一起將穴道按摩融入日常生活，從根本調養體質，就能早日享受身體健康、無憂無慮的生活。

久保和也

CONTENTS

前言 …… 8

PART2 的閱讀方式 …… 14

PART1 理解疾病的成因，體驗實際效果！
穴道按摩與身體不適的關係

從東方醫學看身體結構 …… 16

五臟六腑，維持能量與血液等物質的體內循環 …… 16

打亂五臟六腑的三大要因 …… 18

季節、環境等外在因子與人體息息相關 …… 18

體質五大類 …… 20

五臟不安與常見毛病 …… 20

精神緊繃體質 …… 21

虛熱體質 …… 22

胃腸虛弱體質 …… 23

缺氧體質 …… 24

代謝不佳體質 …… 25

維持五臟六腑正常運作的保健訣竅？ …… 26

按壓穴道，疏通全身氣血 …… 26

COLUMN 五臟六腑養生飲食法 …… 28

PART2 對症下「手」，直通源頭！
緩解身體症狀的穴道按摩法

效果絕佳！穴道按摩大推薦 …… 30

刺激穴道的方式 …… 32

心靈牽動身體的不適症狀

呼吸困難、心悸
一搭上電車或公車，立刻感到呼吸困難和心悸，心中充滿恐懼，總想立刻下車。
36

胸悶、心悸
獨自一人時，不自覺心亂如麻，胸口彷彿被緊緊揪住，令人鬱悶難安。
38

焦慮感
過去的負面經驗而留下陰影，讓人不由得擔憂起未來的事情，身心靈皆被焦慮侵襲。
40

焦慮感、恐慌
一想到要出門就感到不安。內心慌亂不已，完全沒辦法冷靜下來。
42

焦慮感、過度緊張
無論是坐在美容院還是躺在牙醫診椅上，這種需要長時間保持不動的情況，讓人坐得難受。
44

頻尿
整天頻繁地跑廁所。尤其準備出門、赴約之前，想上廁所的欲望特別強烈。
46

焦慮或疲勞引發的身體不適

渾身無力、易倦怠
全身精疲力竭，動也不想動。只是稍微活動筋骨，就累到覺得身體不是自己的。
48

暈眩感、頭昏腦脹
早晨睜開眼，老是頭暈目眩。雖然暈眩感只持續一陣子，但總得花費些許時間才能找回平衡感。
50

失眠、睡眠障礙
夜裡輾轉難眠，讓人困擾不已！每次上床準備入睡，卻總是翻來覆去3～4個小時，怎麼也睡不著。
52

過度咬合、磨牙
入睡後不自覺磨牙。早上醒來時總是無法神清氣爽。即使睡了一覺，疲勞感依然揮之不去，日復一日的深陷疲憊……
56

疲勞感、倦怠感
早上醒來時總是無法神清氣爽。即使睡了一覺，疲勞感依然揮之不去，日復一日的深陷疲憊……
58

肩頸僵硬、疲勞感
身體容易緊繃，很難真正放鬆下來。呼吸也較為淺促，經常疲憊不堪。
60

讓人隱隱作痛、全身不舒暢的惱人病症

背痛、雙腕痠麻
雙手手腕時不時發麻，
後背痠疼難耐，彷彿有個千斤頂重壓在背上。
62

偏頭痛
雨天或氣壓變低時，偏頭痛總會如期而至，
還伴隨眼窩深處的劇痛。
76

眼睛疲勞、乾眼症、老花眼
滑手機滑到出神，玩電腦到忘我，使得眼睛痠澀不已，
最近甚至看近物都顯得吃力。
64

耳鳴、耳塞
耳中傳來「嘰——」「嗶——」聲，
有時甚至像被塞子堵住一般，難以接收外界的聲音。
78

眼皮跳不停、眼瞼痙攣
眼皮不時跳動，這類眼瞼的痙攣反應，
往往是用眼過度的警訊。
66

噁心、嘔吐感
一大早就噁心不舒服。
揮之不去的反胃感，連胸口也悶悶痛痛的。
80

腸胃脹氣、積氣
肚子總是鼓脹得難受，
隨時隨地都想打隔、放屁。
68

食慾不振
難以提起食慾。
才稍微吃點東西，肚子就脹起來，
再也吃不進任何食物⋯⋯
82

喉嚨異物感、久咳不癒
喉嚨三不五時卡卡的，卻怎麼咳也咳不出來。
嚴重時彷彿如刀割，十分不適。
70

PMS、經痛
生理期來臨前總是情緒低落，動不動就發脾氣，
生理痛也比以往強烈，難以忍受。
84

頭痛、頭脹沉重
整天頭昏腦脹，隨時處於緊張的狀態，
有如一根弦緊繃著，無法放鬆。
74

胃痛、胸部燒灼
最近，時不時胃痛。
大多伴隨著食慾不振，或是火燒心的不適感。
86

突發性身體不適

便秘 88
長期受便秘所困，只能靠藥物來解決。但總覺得排泄不乾淨，一點都不舒暢。

怕冷、失眠 90
雙腿的冰冷始終不散，甚至刺骨寒氣讓人難以入睡。無論春夏秋冬，下肢總是冷冰冰。

過敏性鼻炎、鼻涕倒流 92
鼻水倒流，卡在喉嚨裡變成痰。褪不去的異物感使人整夜咳痰，難以睡個安穩覺。

鼻塞、鼻炎 94
一到夜晚，鼻子就塞個不停，呼吸新鮮空氣成了奢望，更別提好好睡覺了！

更年期症候群、早發性更年期 98
腦袋像著火般熱烘烘，伴隨頭痛和暈眩，甚至噁心到反胃嘔吐，冷汗直流。

熱潮紅、多汗 100
上半身易上火，頭皮、脖子等滿是汗水，然而下半身卻冷冷冰冰。

落枕 102
季節轉換之際，睡著睡著就落枕了。一覺醒來，脖頸僵硬、一扭就痛。

抽筋、腿部痙攣 104
正作著香甜的夢，小腿突然猛地抽筋，嚇得人立刻醒過來。

閃到腰、腰痛 106
明明沒提重物，卻在隨意一轉身時閃到腰，痛得彎腰不起。

多汗 108
深陷惶恐不安的緊張情緒時，不僅手心、腳底板溼成一片，全身汗腺大開。

腹瀉 110
平常大號軟便居多，面臨巨大的壓力時，更是馬上跑廁所腹瀉⋯⋯

（PART 2的閱讀方式）

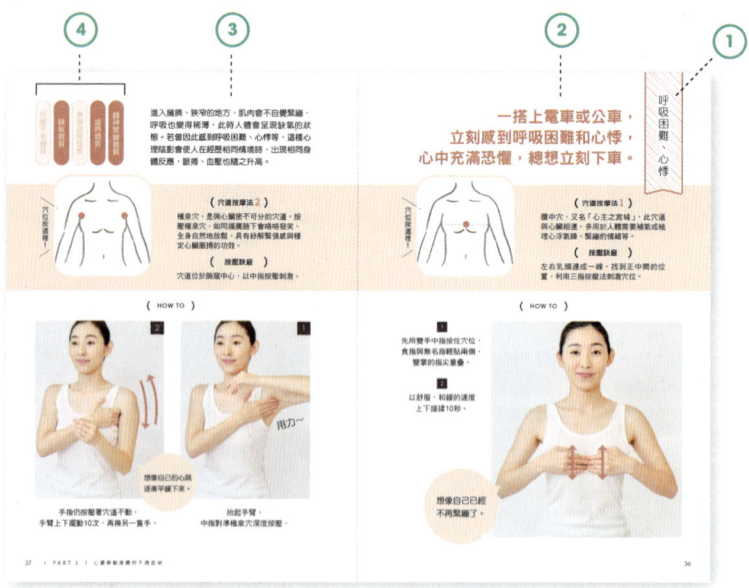

① 症狀

此處列出身體不適的症狀。

② 出現①症狀的實際情境

患者在診間中所敘述的實際病況。如果有相同生活經歷且感到身體不適的讀者，可以嘗試該章節介紹的穴道按摩法。

③ 身體不適的原因

為什麼會出現這樣的狀況？具體說明疾病的原因。

④ 容易出現此病症的體質

此處提示本書第21～25頁介紹的五種體質當中，哪一種體質的人較容易出現這類不適。此外，除了穴道按摩，也請參考每一章中的習慣調整、飲食建議等訣竅，進一步改善體質。

PART 1

理解疾病的成因,
體驗實際效果!

穴道按摩
與身體不適的關係

PART1 將以東方醫學理論為基礎,詳細解說身體不適的原因。
只有理解根本原因,並實際應用按壓穴道的技巧,才能獲得更優質的保健效果。

從東方醫學看身體結構

五臟六腑，維持能量與血液等物質的體內循環

東方醫學中，普遍認為組成人體的三大要素是「氣、血、水」。氣，指的是從呼吸或飲食等行為獲得的能量；血，是負責運輸營養或氧氣到身體各處的血液；水則是除了血液以外，維持人體平衡的其他液體。負責產生、儲存和運輸「氣、血、水」的部位，便是「五臟六腑」。

五臟六腑是人體臟器的總稱，其中又分為五臟（肝、心、脾、肺、腎）與六腑（膽、小腸、胃、大腸、膀胱、三焦）。

五臟六腑的關係密不可分，除了生產人體所需的氣、血、水，同時得讓它們維持良好的體內循環。只要體內氣、血、水順暢，即便身體稍有不舒服，也不至於打亂自律神經。

然而，當五臟六腑失去平衡，體內的循環出現問題，身體便會產生各種不適，導致自律神經的穩定性也隨之瓦解。

16

（人體的五臟六腑結構）

五臟六腑密不可分，負責產生且維持全身氣、血、水循環。

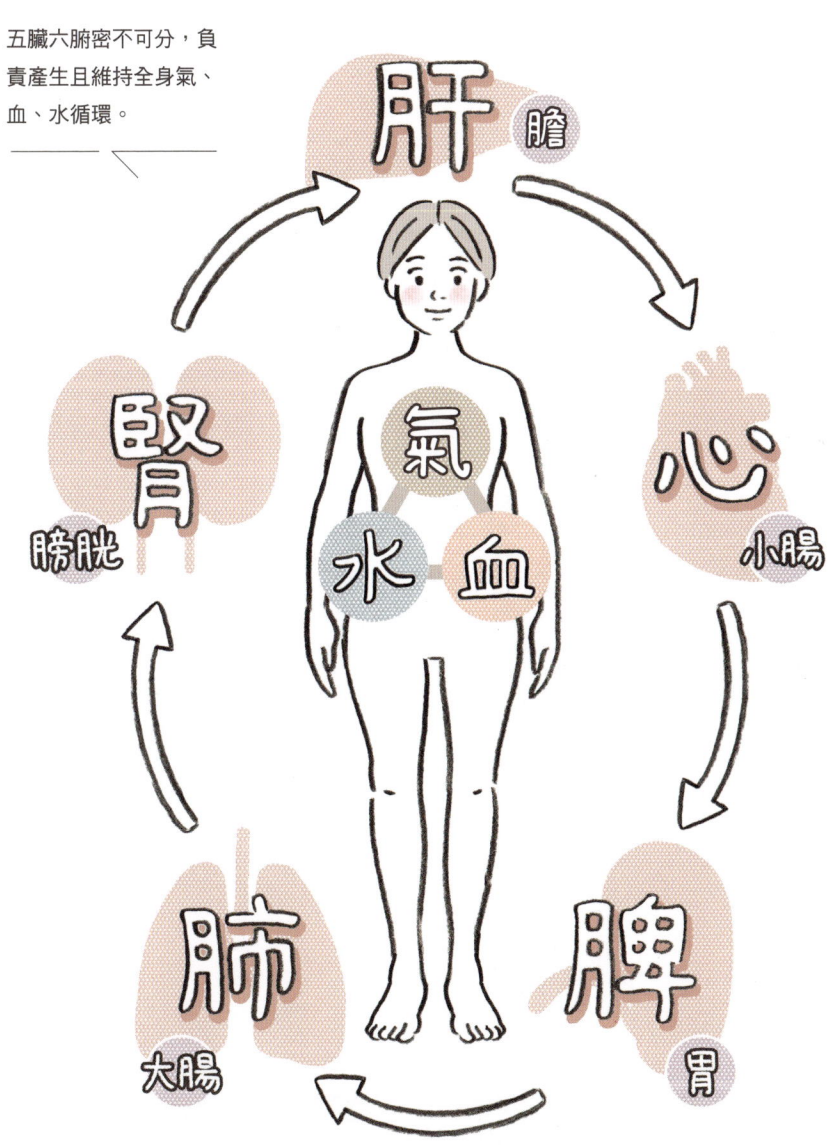

季節、環境等外在因子與人體息息相關

打亂五臟六腑的 三大要因

明明食慾正常，但是飯吃個兩口就感到胃脹；通勤的路上總是心悸不已；起床時常伴隨著暈眩感⋯⋯種種不適皆來自患者口述的日常困擾。他們總感覺「身體怪怪的」，百思不得其解，最後前來看診求助。經過問診後，我隨即明白是什麼在作祟。

身體不適的原因在於五臟不安、六腑失衡。

當身體的氣、血、水平衡被破壞，五臟六腑的運作受阻，人體就會出現大小不一的毛病。那麼，是什麼因素擾亂了五臟六腑的平衡，使人病痛纏身呢？從東方醫學的角度出發，主要有三個因素：

1. 情緒波動等心理層面
2. 冷熱交替等外在環境變化
3. 生活習慣不佳

上述因素影響五臟六腑的運作，導致人體的氣、血、水失衡，甚至引發內臟功能惡化，從而引出各種健康問題。

18

（引發身體不適的三大因素）

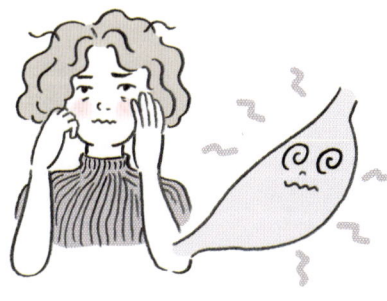

＜ 情緒波動大　　心理

「喜、怒、憂、思、悲、恐、驚」是中醫學的七情，這些情緒會阻礙人體氣血的運行，使五臟六腑無法發揮百分百的功能。會出現呼吸不順、肌肉緊繃等身體反應，內臟功能進而變差。同時也會影響生理週期與荷爾蒙的平衡。

季節或氣溫等外在變化 ＞　　環境

季節轉換、酷暑嚴寒等顯著的天氣轉變或氣壓改變，體內環境跟不上外在的變化，便會讓人渾身不對勁。此外，生活節奏的紊亂同樣會影響身體健康。

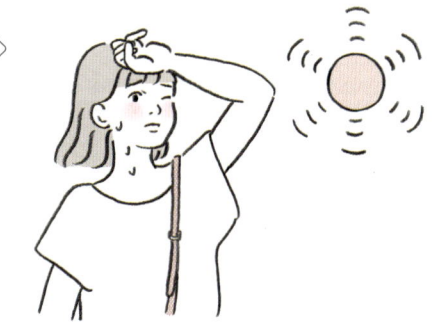

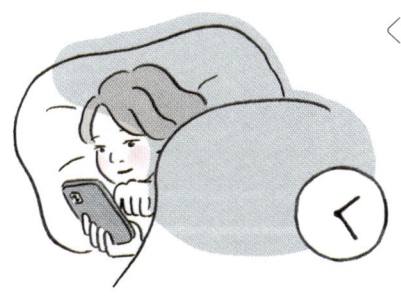

＜ 熬夜等不良嗜好　　生活習慣

熬夜、過度減重、營養失調、運動量不足等，都是損害身體健康的負面案例，這類習慣容易降低內臟功能，進而引起各式各樣的身體疾病。

體質五大類

五臟不安與**常見毛病**

如同疏忽肝臟健康，而導致肌肉容易緊繃僵硬一樣。牽五臟、動全身，五臟六腑若保健不全，身體就容易受各種病症的干擾。

TYPE.1
精神緊繃體質

隨時處於緊張、無法放鬆的狀態，使得氣血輸往全身的道路受阻。過度努力的人往往精神緊繃，常感到身體痠痛、血液循環變差。

〈 肝 鬱積

TYPE.2
虛熱體質

用腦過度、壓力纏身，導致了體內虛熱久積不散，擾亂交感神經的運作。該族群會有心悸、呼吸困難、失眠等症狀。

〈 心 過熱

TYPE.3
胃腸虛弱體質

腸胃疲弱，消化器官時常出狀況，使身體無法獲得必須的營養，常處於虛弱無力的狀態。

〈 脾 氣差

TYPE.4
缺氧體質

鼻腔、喉嚨等呼吸系統不通暢，呼吸淺薄、皮膚較敏感，該族群非常在乎周遭人們的看法。

〈 肺 缺氧

TYPE.5
代謝不佳體質

新陳代謝不好的人，通常免疫力較差、體質虛弱，身體容易水腫，也常有身體發冷、頻尿等問題。

〈 腎 虛弱

TYPE.1 精神緊繃體質

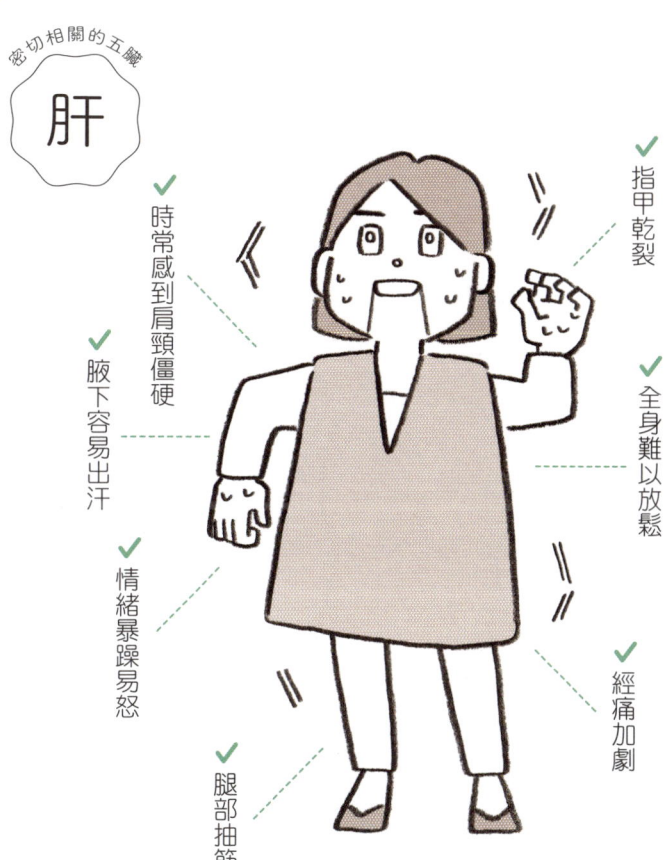

密切相關的五臟：**肝**

- 時常感到肩頸僵硬
- 腋下容易出汗
- 情緒暴躁易怒
- 腿部抽筋
- 指甲乾裂
- 全身難以放鬆
- 經痛加劇

推薦習慣

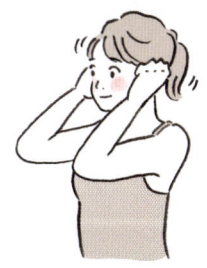

將雙手握拳，對容易緊繃的頭部兩側畫圈按摩，能舒緩緊張感。或者按壓腹部兩側或肋骨周圍，也有紓壓效果。

推薦飲食

首選食材為富含香氣的蔬菜，如紫蘇、生薑、芹菜、羅勒葉等，亦可選擇柳丁、橘子、葡萄、檸檬這類柑橘類水果。此外，也可常吃青魚、醋拌涼菜等料理。

TYPE.2

虛熱體質

密切相關的五臟：**心**

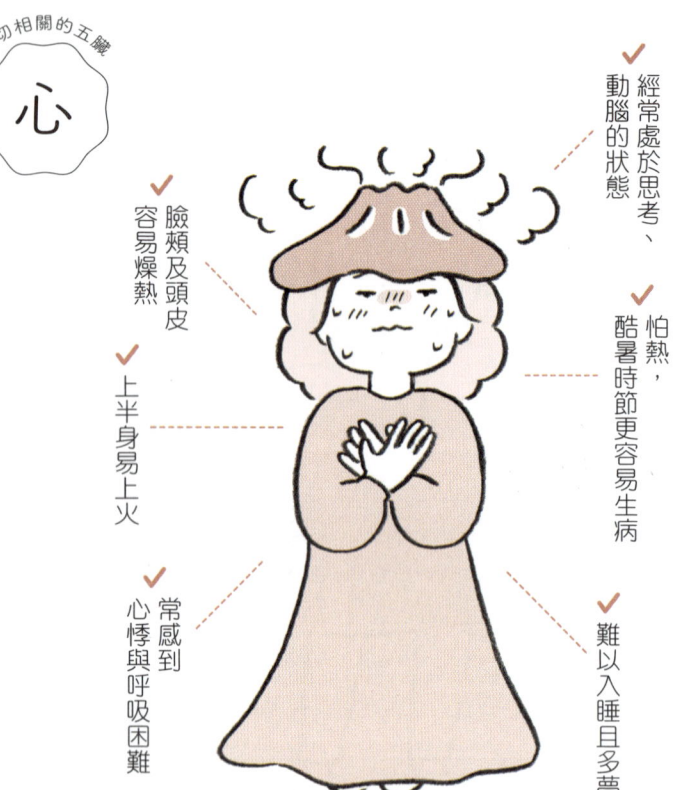

- 經常處於思考、動腦的狀態
- 怕熱，酷暑時節更容易生病
- 難以入睡且多夢
- 常感到心悸與呼吸困難
- 上半身易上火
- 臉頰及頭皮容易燥熱

推薦習慣

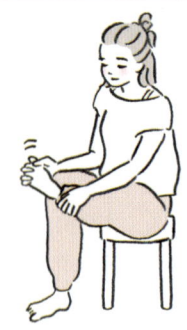

畫圈旋轉腳踝，有助於驅散體內的虛熱。若要預防內熱淤積，可試著把舒緩肩頸僵硬的按摩手法融入日常生活。

推薦飲食

料理時可以選擇如苦瓜、青椒、春菊、綠茶等富含苦味的食物，或白菜、蘋果、豆腐、蛤類、蒟蒻、椰子、芹菜等清熱的食材。

TYPE.3

胃腸虛弱體質

密切相關的五臟
脾

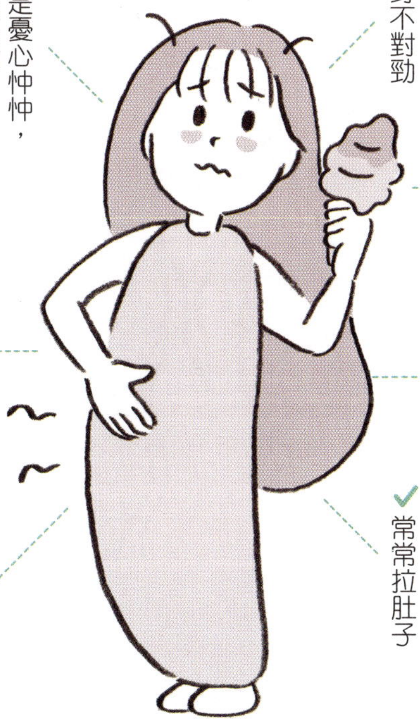

- 一到梅雨季，全身不對勁
- 總是憂心忡忡，煩惱不斷
- 嗜好吃甜食
- 飯後易脹氣
- 多有腹痛和胃痛的毛病
- 常常拉肚子
- 不易增肌的體質

推薦習慣

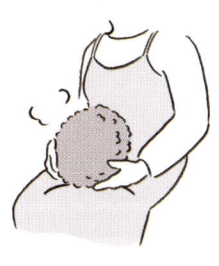

利用束腹、熱水袋暖一暖腹部吧。炎熱的天氣裡，掌心覆在肚皮上，手掌溫度也有暖腹的效果。此外，經常按壓脛前筋，也能健胃整腸。

推薦飲食

建議多吃富有整腸作用的食物，如玉米、南瓜、大豆、黃豆、白蘿蔔、大頭菜（蕪菁）、高麗菜等。儘量避免攝取冷飲、冰淇淋或生菜等易累積腸胃負擔的食物，最好充分烹煮食材後再享用。

TYPE.4 缺氧體質

密切相關的五臟：肺

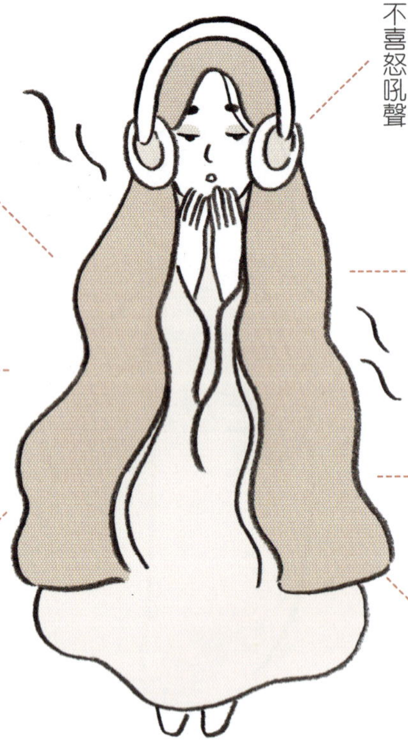

- 對噪音敏感，不喜怒吼聲
- 呼吸較為淺薄，一旦感冒會久咳難癒
- 容易暈車的體質
- 為他人操心而精神耗弱
- 容易便秘
- 比起熱鬧吵雜處，更偏好安靜獨處
- 長期有早晨賴床的習慣

推薦習慣

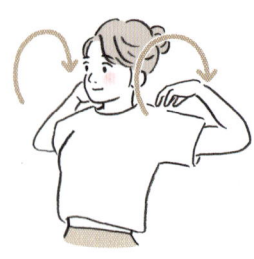

隨時隨地來個腹式呼吸，要確實用腹部發力喔！此外，手肘向後畫圓，將前胸擴展開來，有助改善體質。手腕的經絡與肺部相通（見P26），時常熱敷、搓揉手腕能夠加強肺部功能，建議留時間給自己多做這些運動！

推薦飲食

促進肺部功能的食材多多益善，像白菜、豆腐、白蘿蔔、百合根、梨子、蓮藕、白木耳、雞蛋、牛奶、豆漿這類白色食物。過度調味的辣味料理易造成肺部負擔，少吃為妙。

TYPE.5 代謝不佳體質

密切相關的五臟：腎

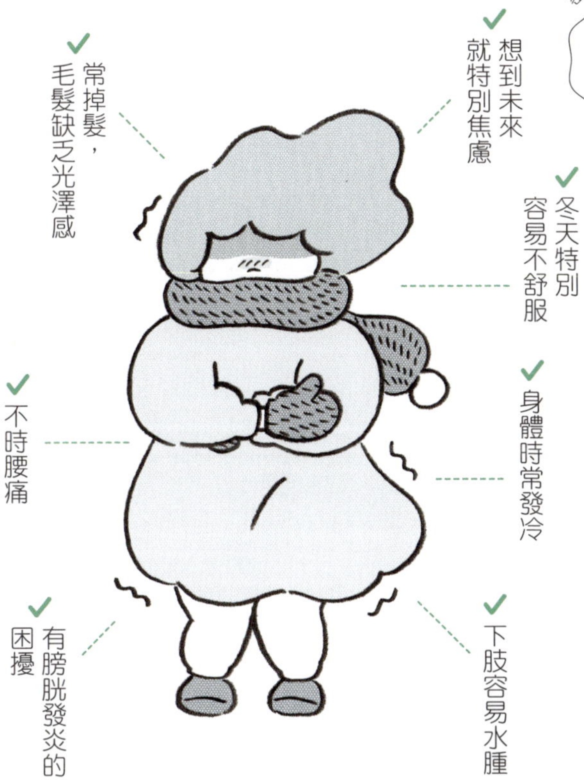

- 常掉髮，毛髮缺乏光澤感
- 想到未來就特別焦慮
- 怕冷，冬天特別容易不舒服
- 身體時常發冷
- 不時腰痛
- 有膀胱發炎的困擾
- 下肢容易水腫

推薦習慣

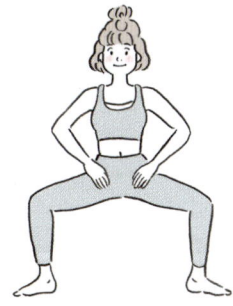

腳尖、膝蓋朝外，雙腳打開，接著做5次深蹲，每天持續不間斷，就能有效鍛鍊下半身，請務必嘗試看看。另外，記得要時常溫熱腳踝，可以做足部針灸、足浴，或是穿高過腳踝的長筒襪來保暖。

推薦飲食

飲食首選番薯、糯米這類有黏性的食物，或者海苔、昆布、羊棲菜等海藻類，亦推薦黑色食材，像黑豆、黑木耳等。此外，松子、核桃等堅果類；牛肉、雞肉、蝦子、生薑等祛寒暖身食材也有益身體健康喔。

維持五臟六腑正常運作的保健訣竅？

按壓穴道，疏通全身氣血

在前幾個章節中，我們已說明了五臟六腑與身體不適之間的因果關係。這些器官行經的通道被稱為「經絡」。經絡是全身氣血運行的通道，連結著身體內側（五臟）與身體外部（穴道）。

因此當五臟六腑運作失調，光是按壓存在於經絡上的「穴道」，就會感受到疼痛或身體出現各種不適反應。

不過，五臟功能的失調，不一定會直接反應在相對應的位置，比如說，胃部功能欠佳，並不會直接在胃部穴道表現出來，反而可能是行經膝蓋周邊的經絡會有阻塞、疼痛等反應。

此時，透過按摩出現不適反應的穴道，加以刺激，就能達到疏通氣血、抑制身體病痛的效果。

如此一來，透過穴道按摩，不僅可以理解身體不適的根源，還能逐步排除不適，同時調養自律神經。未來的每一天將更自然輕鬆自在。

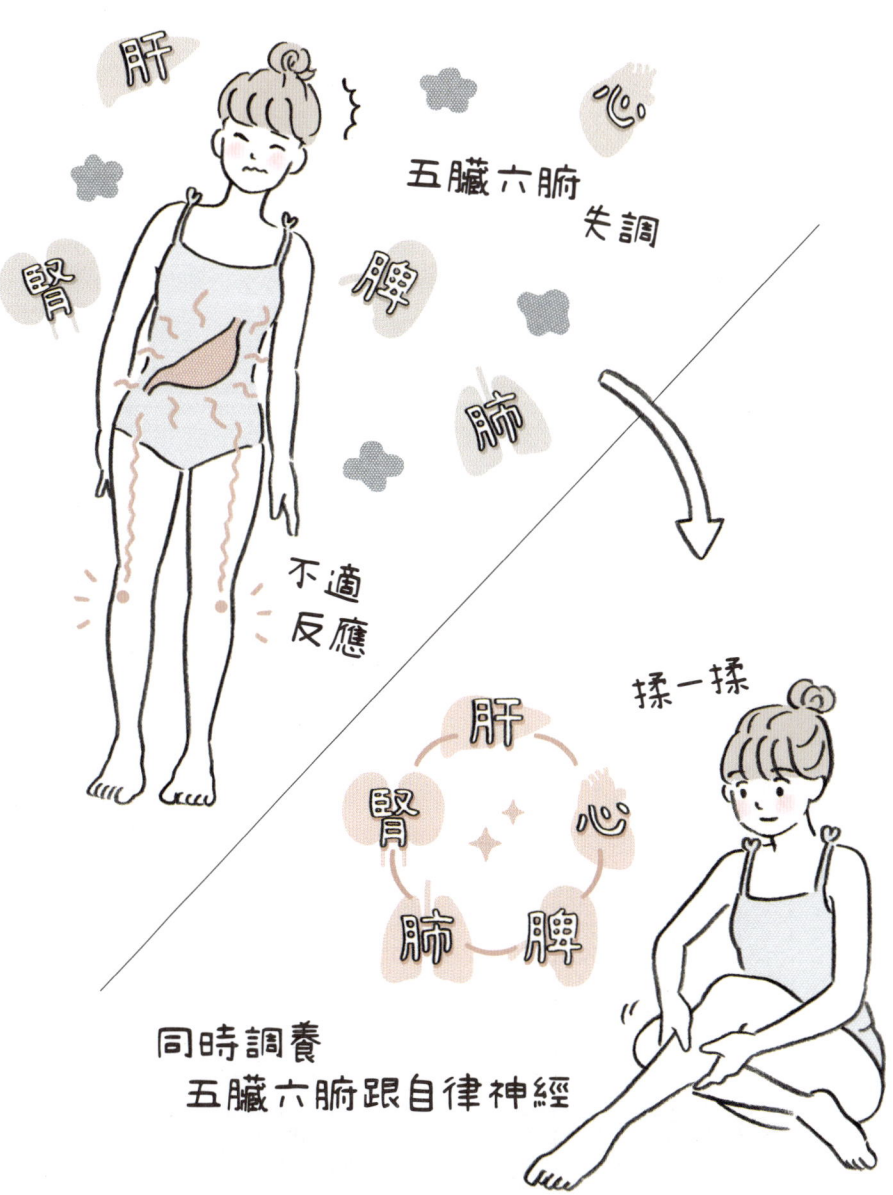

COLUMN.
五臟六腑養生飲食法

　　PART1 提到了適合不同體質的飲食方式，相對的，也有所有體質通用的五臟六腑飲食調養訣竅，請牢記這帖養生八字訣：魚菜發菇、藻芝薯穀。魚＝魚肉、菜＝蔬菜、發＝發酵食品、菇＝香菇等菇類、藻＝海帶等海藻類、芝＝芝麻、薯＝塊根類、穀＝豆類。在白米飯或配菜上撒點芝麻，或者運用水煮黃豆、鯖魚、鮪魚等罐頭，足以應用於日常飲食。我從三年前開始實踐這套做法，如今已不像以往那麼偏好甜食，身體也輕盈許多。以前老婆為產後肥胖所苦，但實行養生八字訣後，體重減少了7公斤，也告別容易積水的體質與臃腫的體態。

　　此外，集中精神專心進食也是實踐要點，心無旁鶩地吃飯就能調節自律神經。若因外務繁忙而狼吞虎嚥、吃飯配工作（我自己也是），會讓交感神經在用餐時占據主導地位。現今腦科學研究已證實，吃飯時細嚼慢嚥，品味食物的味道、口感，身體會自然地開啟副交感神經的開關，達到與冥想相同的放鬆效果。一天當中選一餐細細品味食物吧，從日常生活習慣慢慢調養五臟六腑、改善自律神經失調，逐漸養成健康身體。

PART 2

對症下「手」，直通源頭！

緩解身體症狀的
穴道按摩法

PART2 中，我們會具體介紹緩解不同病症的穴道按摩術。
無論是哪一種手法，按壓即達致病根源，從源頭改善困擾我們的各種不適。

效果絕佳！穴道按摩大推薦

1. 身體不對勁，正是按摩穴道好時機

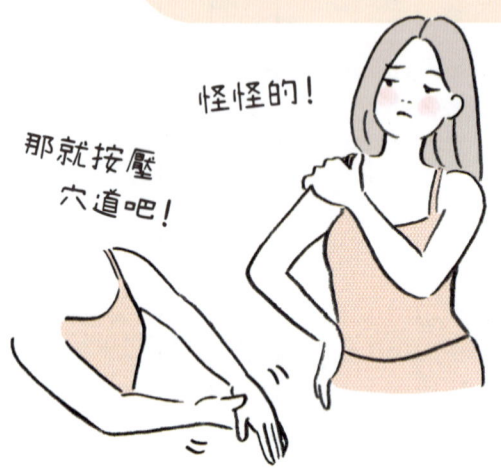

本書以能立即見效、改善各種身體不適的穴道為中心介紹。感到心情煩悶、身體不太舒服等，在症狀顯現初期按壓穴道，能獲得優異的效果。

怎麼按也無法緩解症狀的時候

本書雖以一壓見效的穴道為重點，但免不了會有按壓穴道也無法抑制病痛的時候。穴道解不了的問題，七成源自患者本身體質。此時，除了實踐合適的穴道按摩法，也請參考第21～25頁的體質五大類，試著培養適合自身體質的生活及飲食習慣。

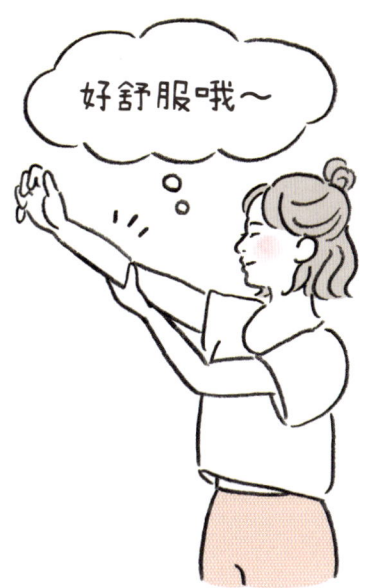

2. 營造放鬆的氣氛

身體再怎麼不舒服,第一要務是穩定情緒,鼓勵自己「按了絕對有用」,等待心情放鬆下來再開始按摩穴道。當心靈平靜時,身體自然會鬆開,按壓穴道效果更佳。千萬別過度按壓,按到感覺稍微舒服就足夠了。

3. 想像自己把氣「按」進不適點

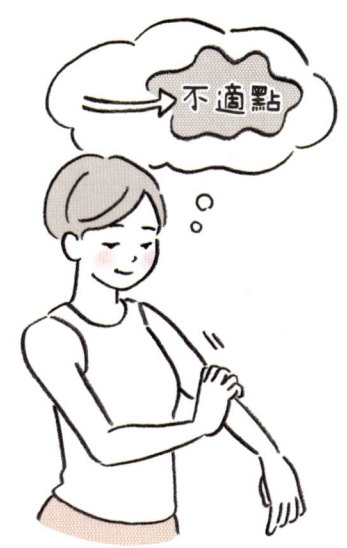

一面溫柔地的按壓穴道,同時想像這股力道行經人體經絡,抵達身體五臟等毛病的根源。意象會協助將氣運行到目的地,更容易感受穴道按摩的效果。

刺激穴道的方式

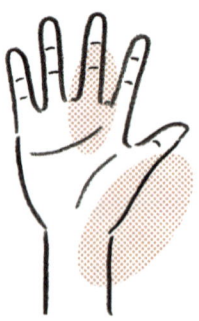

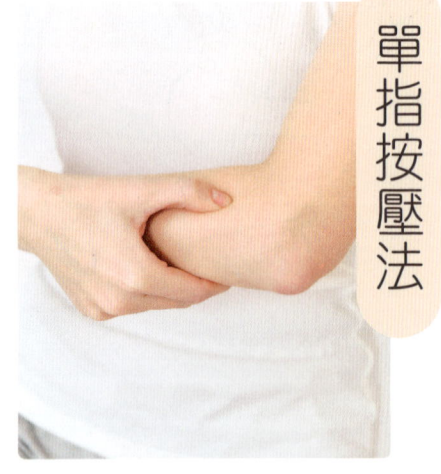

單指按壓法

單指按壓法能精準按壓穴位、給予刺激。施力過度身體反而會緊繃，因此輕輕搓揉，感到稍微疼痛的程度即可。

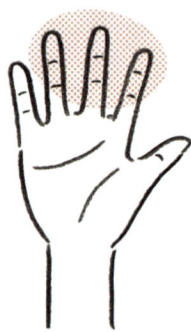

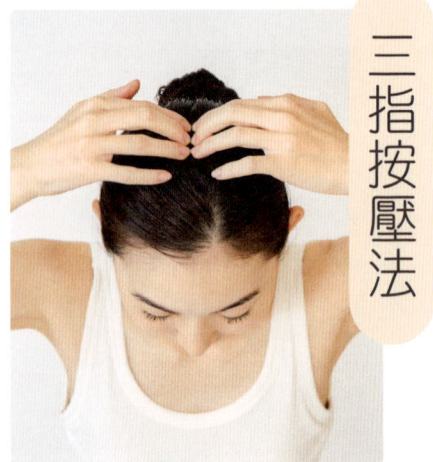

三指按壓法

適合單指按壓法較難觸及的穴位。三隻手指覆蓋的面積更廣，能確保按壓到正確的穴位。

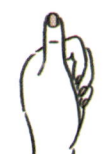 單指寬
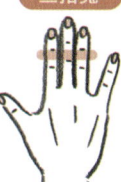 三指寬
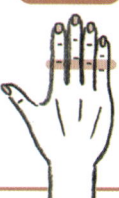 四指寬

穴位測量法

單指寬：大拇指的寬度
三指寬：食指～無名指之間，
　　　　第一關節的總寬
四指寬：食指～小指之間，
　　　　第二關節的總寬

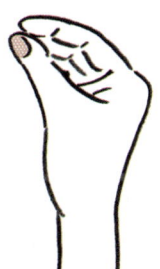

揉捏的動作不僅能刺激穴道，也助於鬆開繃緊、僵硬的肌肉。

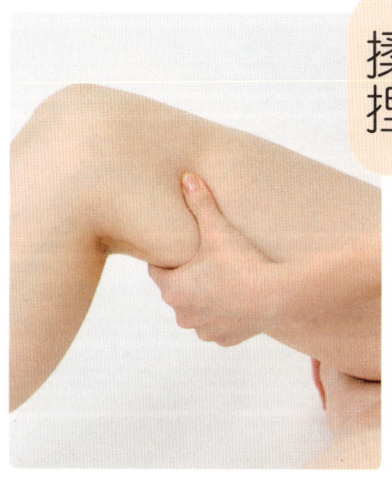

揉捏

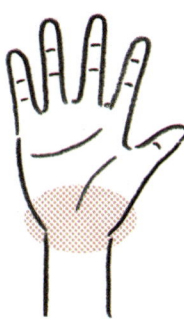

適合手指較難刺激到的部位，如腹部。除此之外，手指按壓感到疼痛的時候，也可以改用手掌根按壓。

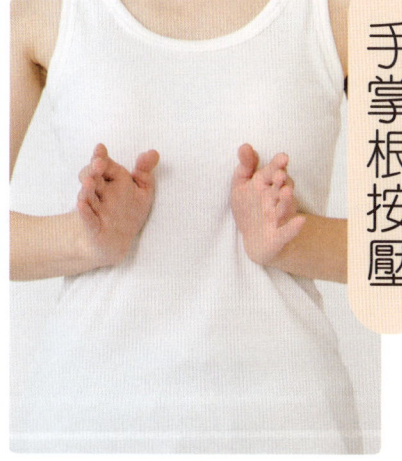

手掌根按壓

心靈牽動身體的不適症狀

> 心煩意亂時，容易找上門

人總是一有空檔就陷入毫無止盡的沉思當中。

此時，浮現在腦海的念頭多半是對過去的悔恨或對未來的焦慮，充滿負能量的事情，例如：

「我那時幹嘛說那種話啦。」

「明天要開會，好煩啊！」

而且，近年因遠距工作這類公司政策，人與人接觸的機會減少，生活中的「良性壓力」也隨之降低，這些都成為身心靈失衡的重要因素。

當心神紊亂時，可以利用穴道按摩緩和焦慮不安，並試著稍微調整視角，轉念一下吧。

與其將注意力集中在負面情緒上，不妨試著向自己提問：

「最近有沒有發生值得開心的事情呢？」

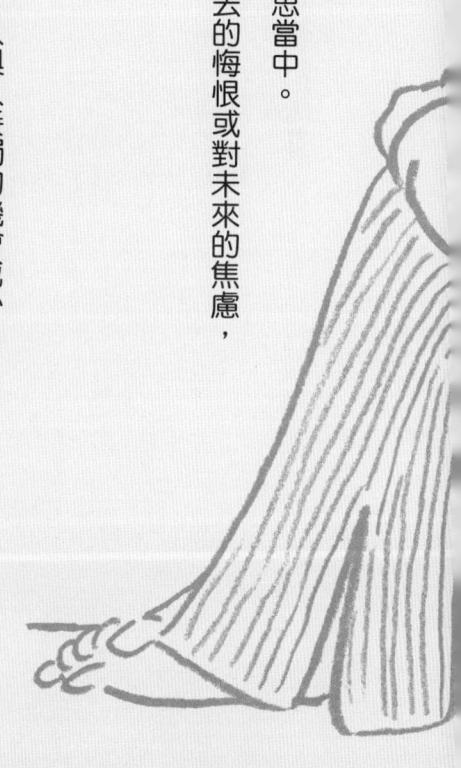

> 呼吸困難、心悸

一搭上電車或公車，
立刻感到呼吸困難和心悸，
心中充滿恐懼，總想立刻下車。

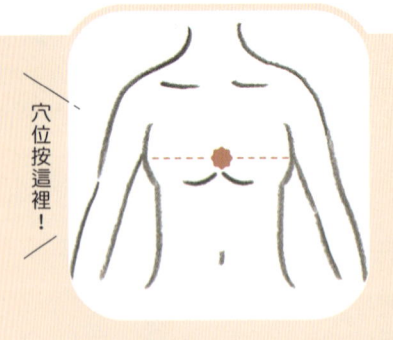

穴位按這裡！

（ 穴道按摩法 1 ）

膻中穴，又名「心主之宮城」，此穴道與心臟相連，多用於人體需要補氣或梳理心浮氣躁、緊繃的情緒等。

（ 按壓訣竅 ）

左右乳頭連成一線，找到正中間的位置，利用三指按壓法刺激穴位。

（ HOW TO ）

1 先用雙手中指按住穴位，食指與無名指輕貼兩側，雙掌的指尖重疊。

2 以舒服、和緩的速度上下搓揉10秒。

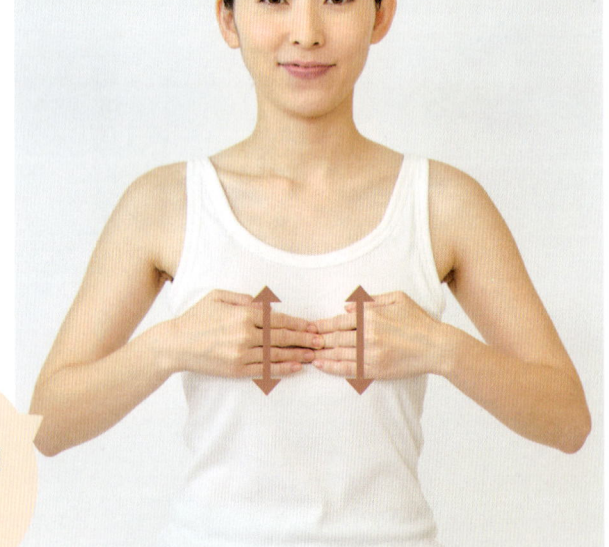

想像自己已經不再緊繃了。

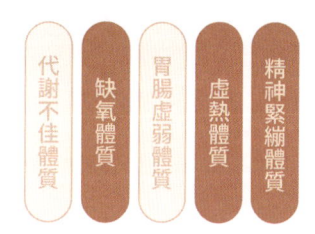

代謝不佳體質　缺氧體質　胃腸虛弱體質　虛熱體質　精神緊繃體質

進入擁擠、狹窄的地方，肌肉會不自覺緊繃，呼吸也變得稀薄，此時人體會呈現缺氧的狀態。若曾因此感到呼吸困難、心悸等，這種心理陰影會使人在經歷相同情境時，出現相同身體反應，脈搏、血壓也隨之升高。

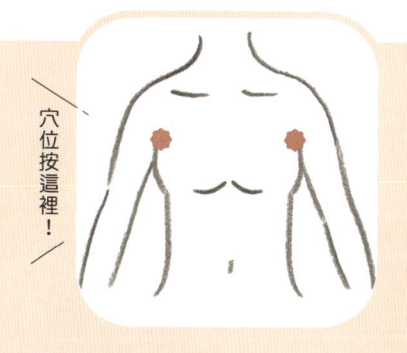

穴位按這裡！

（　穴道按摩法 2　）

極泉穴，是與心臟密不可分的穴道。按壓極泉穴，如同搔癢腋下會咯咯發笑、全身自然地放鬆，具有紓解緊張感與穩定心臟脈搏的功效。

（　按壓訣竅　）

穴道位於腋窩中心，以中指按壓刺激。

（　HOW TO　）

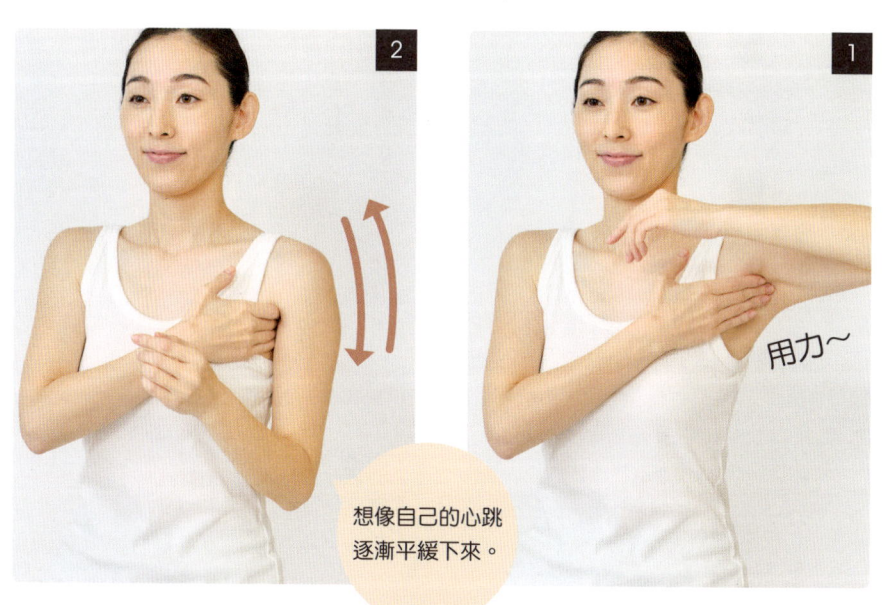

用力～

想像自己的心跳逐漸平緩下來。

手指仍按壓著穴道不動，手臂上下擺動10次，再換另一隻手。

抬起手臂，中指對準極泉穴深度按壓。

37　|　PART 2　|　心靈牽動身體的不適症狀

胸悶、心悸

獨自一人時，不自覺心亂如麻，胸口彷彿被緊緊揪住，令人鬱悶難安。

穴位按這裡！

(穴道按摩法 1)

郄門穴，是幫助安穩心神的穴道。它與五臟的心系相關，因此有助於排解胸口的煩悶與壓抑亢奮的情緒。

(按壓訣竅)

手腕橫紋與手肘橫紋中點連成一線，找到中心，從中心點往手腕單指的距離，即是郄門穴。以拇指按壓，刺激穴道。

(HOW TO)

1 大拇指按住郄門穴。

2 像畫圓一樣，搓揉10秒，再換另一隻手。

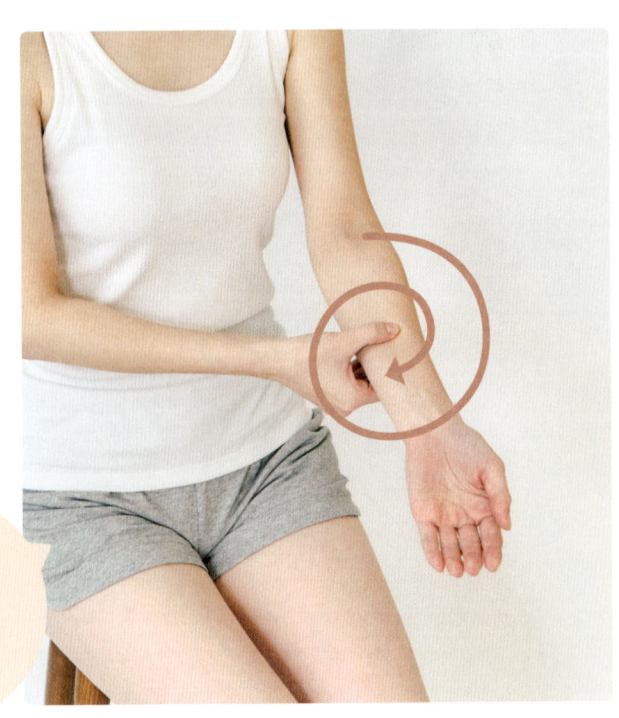

想像焦慮感逐漸淡化了。

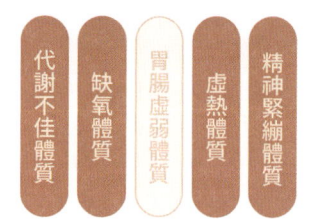

| 代謝不佳體質 | 缺氧體質 | 胃腸虛弱體質 | 虛熱體質 | 精神緊繃體質 |

獨處時,鬱滯在內心的氣,無從透過交談(吐露)排出體外,從而讓人感到不安。此時,不妨找到與心臟相關的穴道,輕輕按壓,有助於排解內心的焦慮慌亂。

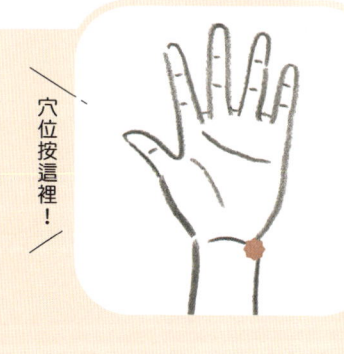

穴位按這裡!

(穴道按摩法 2)

神門穴,是與心相連的穴道。有助抑制亢奮或緊繃的情緒,達到安心養神的作用。也可緩解心悸與胸痛等症狀。

(按壓訣竅)

沿著手腕橫紋,往小拇指的方向移動,當碰到骨頭凹陷處,即是神門穴。以拇指按摩穴道即可。

(HOW TO)

1. 拇指按著神門穴的位置。

2. 以舒緩速度搓揉手腕10秒,再換另一隻手。

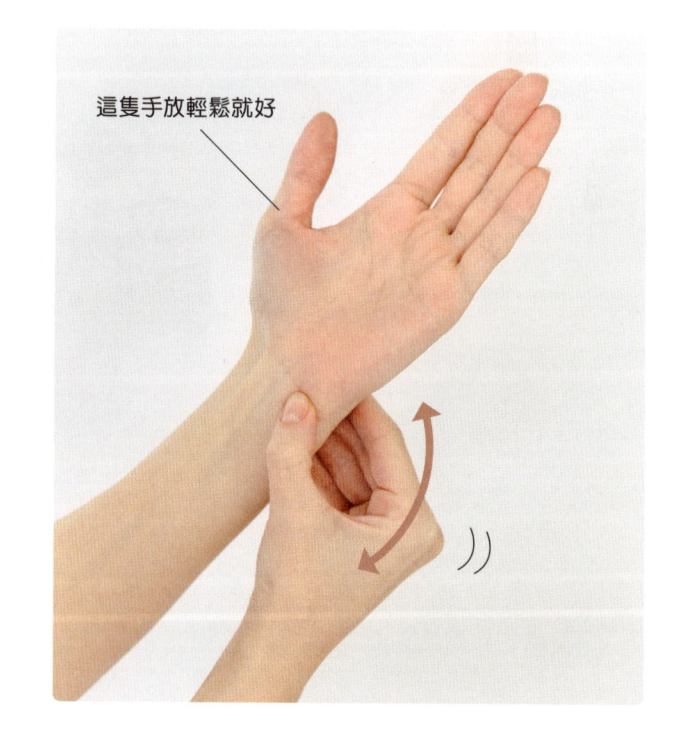

這隻手放輕鬆就好

過去的負面經驗而留下陰影，讓人不由得擔憂起未來的事情，身心靈皆被焦慮侵襲。

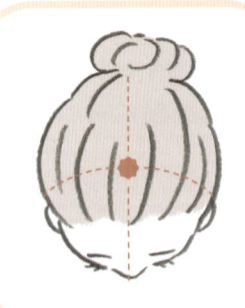

焦慮感

穴位按這裡！

（ 穴道按摩法 1 ）

百會穴，顧名思義為「百脈交會處」，能活絡人體經脈，因此常用於全身的調養，舒緩頭部緊繃的效果尤為出色。

（ 按壓訣竅 ）

兩耳在頭頂連成一線，此線與人體中線交會處，即為頭頂，也是百會穴的位置。用三指按壓法刺激穴道。

（ HOW TO ）

1
中指按住百會穴，
食指、無名指
按住頭皮。

2
力道和緩，
慢慢地前後搓揉10秒。

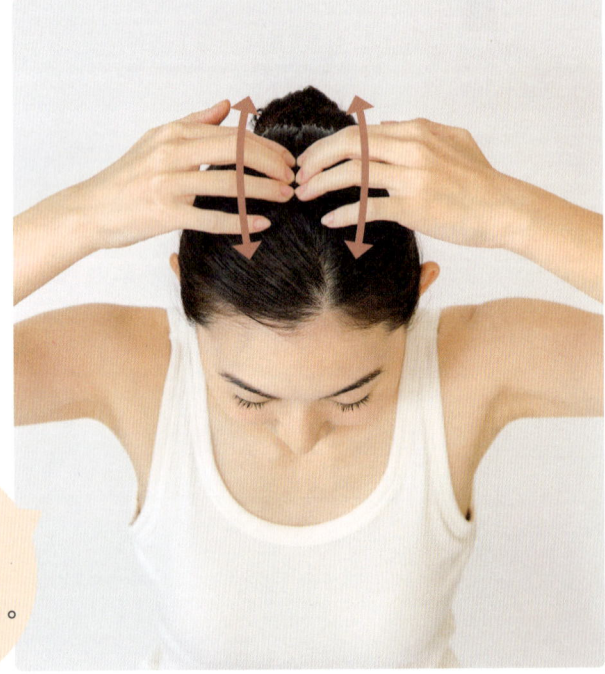

想像自己
正在調節
五臟六腑的平衡。

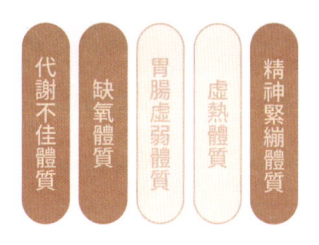

| 代謝不佳體質 | 缺氧體質 | 胃腸虛弱體質 | 虛熱體質 | 精神緊繃體質 |

過去的負面經驗帶來的痛苦記憶，可能導致身體在遭遇相同情境時，不自覺的緊繃起來。導致了體內的循環功能失調，難以將氣、血輸送到頭皮、四肢等處，從而引發焦慮感、恐慌這類負面情緒。

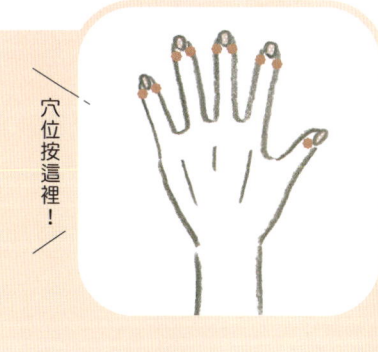

穴位按這裡！

(穴道按摩法 2)

井穴，分布在指尖的穴道，對應緊張、胸口鬱塞等毛病。指尖是人體經絡的終點，也是神經網絡分布密集處，搓揉井穴可開啟副交感神經，引導全身放鬆。

(按壓訣竅)

用兩根手指捏住指甲兩端、靠近指緣下方2公釐的地方，搓揉穴道。

(HOW TO)

1
用另一隻手抓住指緣的左右兩端。

2
搓揉3～5秒。五根手指都按壓一遍，再換另一隻手。

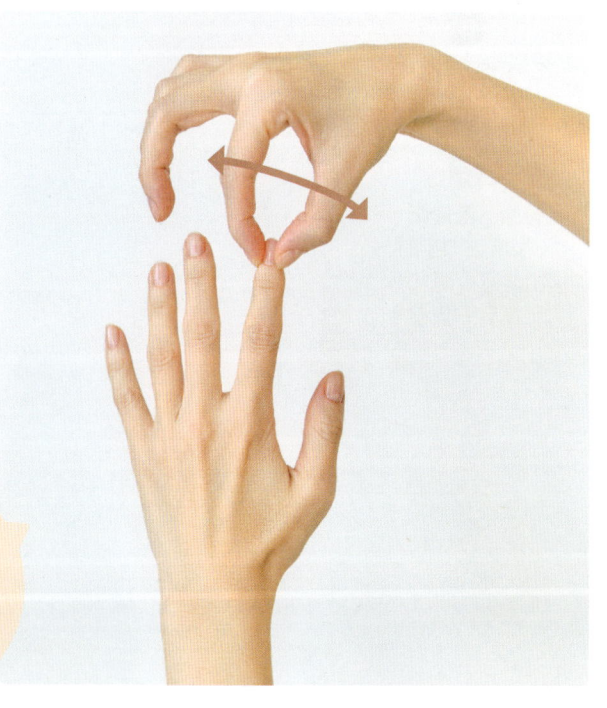

想像心情逐漸安穩下來。

41 | PART 2 | 心靈牽動身體的不適症狀

焦慮感、恐慌

一想到要出門就感到不安。內心慌亂不已，完全沒辦法冷靜下來。

按摩這裡！

(穴道按摩法)

人的前臂分布許多與五臟裡的肺經、心經相關的經絡，神經網絡也匯集在此。因此，刺激前臂內側有放鬆心情、加深呼吸的功效。

(按壓訣竅)

肺經靠近大拇指側，心經則行經小拇指側，用掌心搓揉、刺激經絡即可。

(HOW TO)

1
手掌心按壓前臂內側。

2
留意三條經絡，從手腕向手肘搓揉前臂內側10秒。再換另一隻手。

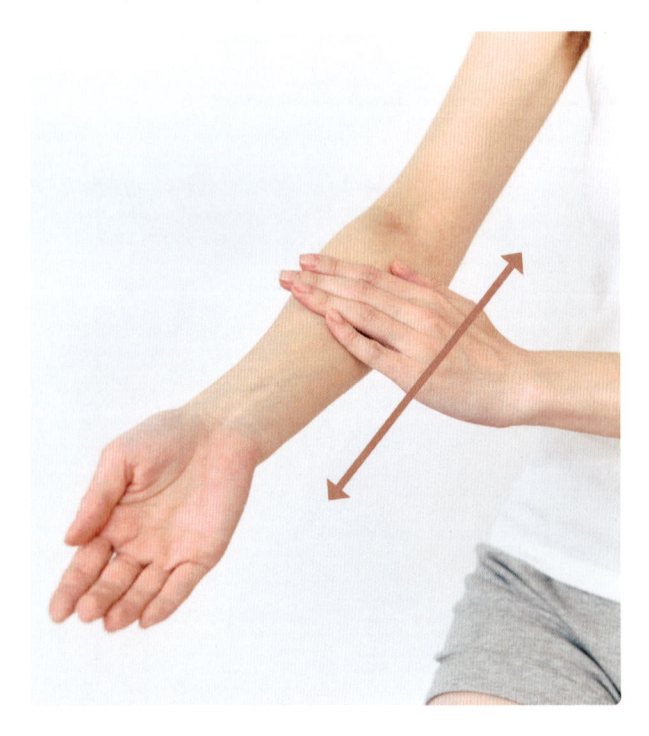

代謝不佳體質　缺氧體質　胃腸虛弱體質　虛熱體質　精神緊繃體質

對於不擅長安排計畫的人而言，愈接近約定日，愈容易產生「早知道就別這麼計畫」的後悔感。當心裡萌生「來得及嗎？」、「趕得上火車嗎？」這類不確定性時，試試按壓與心、肝相連的經絡來放鬆心情吧。

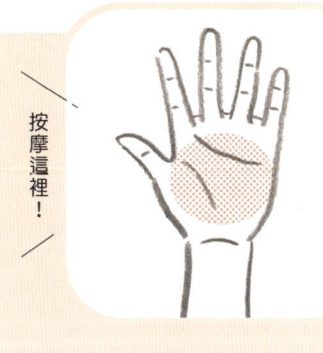

按摩這裡！

(手部的紓壓運動)

張握手掌的動作與五臟中的肝密切相關。肝功能失調時，全身會用力地緊繃成一團，就好比手掌緊握的狀態。繃緊身體再舒張開來的手部運動，能更有效地鬆弛全身的緊張感。

(HOW TO)

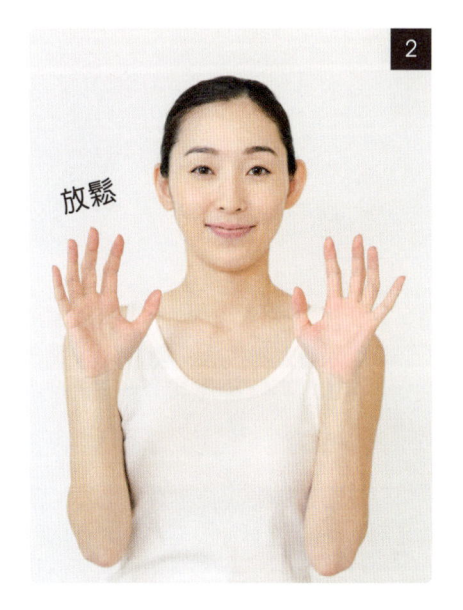

2 放鬆

瞬間鬆開手掌，
重複這個動作10次。

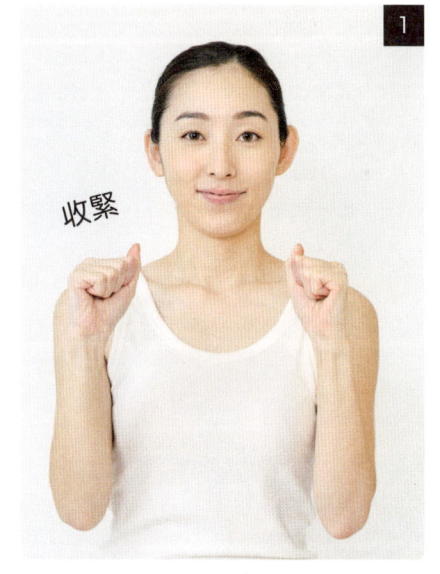

1 收緊

雙手用力握緊拳頭。

43 | PART 2 | 心靈牽動身體的不適症狀

> 無論是坐在美容院還是躺在牙醫診椅上,這種需要長時間保持不動的情況,讓人坐得難受。

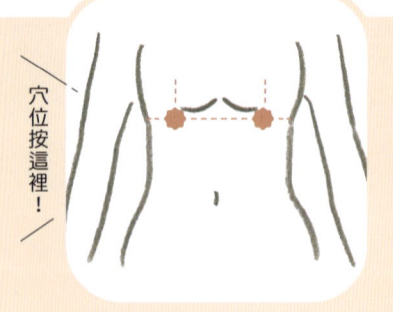

焦慮感、過度緊張

穴位按這裡!

(穴道按摩法1)

期門穴,是幫助養肝的穴道。刺激期門穴,有疏通全身氣血的功效,緩解緊張、惶恐不安的情緒。

(按壓訣竅)

肋骨的下緣與乳頭正下方延伸線的交會處,即是期門穴位置。以手掌掌根按壓,刺激穴道。

(HOW TO)

1. 雙手掌根按在期門穴上。
2. 畫圓按壓,刺激穴道10秒。

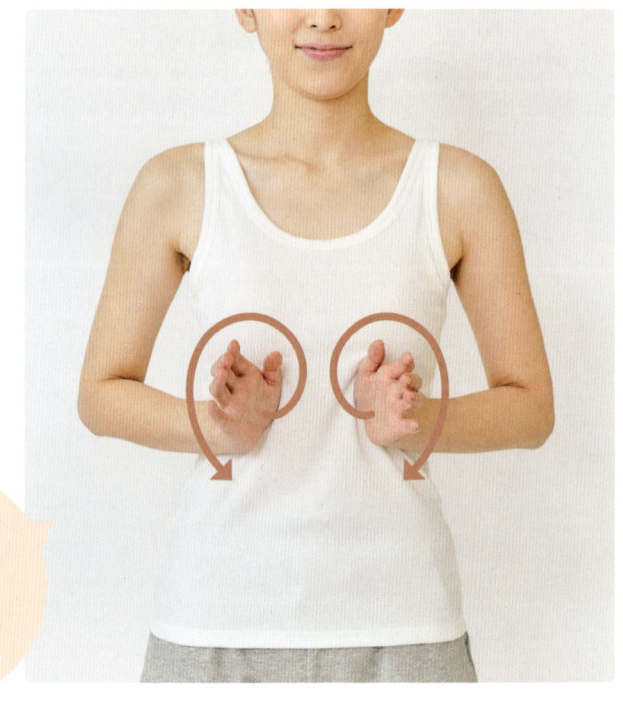

想像身體的緊繃感被鬆開來了。

44

| 代謝不佳體質 | 缺氧體質 | 胃腸虛弱體質 | 虛熱體質 | 精神緊繃體質 |

當踏入美容院之類的場所,將會面臨很長一段「身不由己」的時間,等著等著難免湧起一股擔憂與心慌:「突然發生措手不及的事件該怎麼辦?」這種焦慮情緒會使肌肉緊繃,血管收縮,阻礙全身氣血的運行,引發不適。

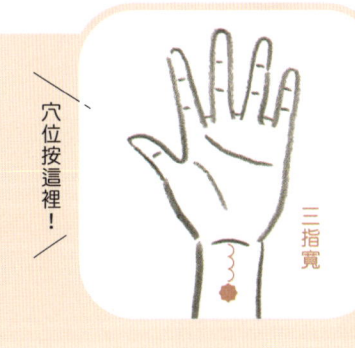

穴位按這裡!

三指寬

(穴道按摩法 2)

內關穴與外關穴是在手腕內、外兩側的穴道,經常搭配使用。按壓有安神鎮靜的效果,特別適合在心情煩亂時使用。

(按壓訣竅)

手腕橫紋中線沿著往手肘方向約三指寬的位置,即是內關;外關穴位於手腕外側的相對位置,以兩指按壓。

(HOW TO)

1
大拇指按住內關穴,
中指壓住外關穴,
呈現捏住手腕的姿勢。

2
以舒服和緩的速度,
前後揉按手腕10秒,
再換另一隻手。

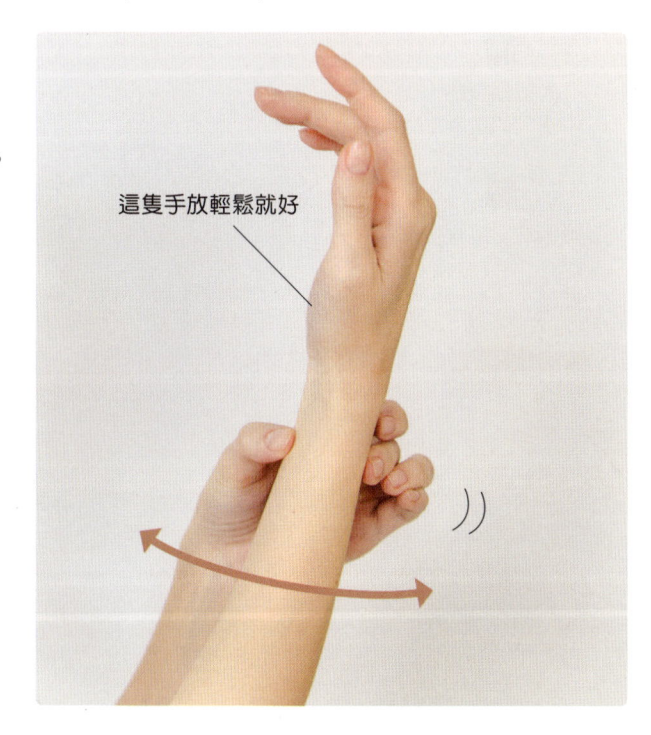

這隻手放輕鬆就好

45 | PART 2 | 心靈牽動身體的不適症狀

整天頻繁地跑廁所。尤其準備出門、赴約之前，想上廁所的欲望特別強烈。

頻尿

穴位按這裡！

（ 穴道按摩法 1 ）

中渚穴，位於人體三焦經，是掌管水分與代謝的經絡，因此常用於排解泌尿問題，多按壓中渚穴，有助改善頻尿。

（ 按壓訣竅 ）

手掌握拳，從無名指與小拇指關節之間向下摸到骨骼凹陷處，即是中渚穴。採拇指按壓的手法。

（ HOW TO ）

1
大拇指按住中渚穴的位置。

2
以舒適的力度緩慢地揉壓穴位10秒後，再換另一隻手。

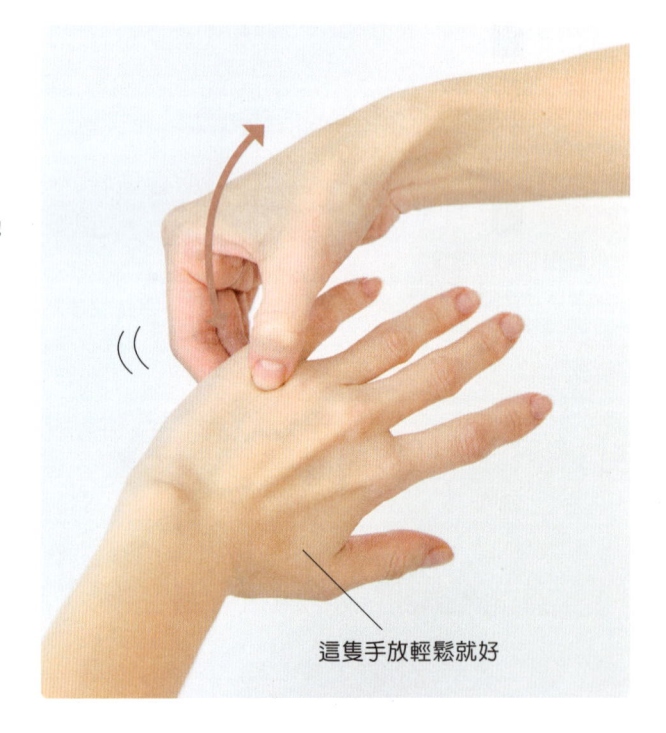

這隻手放輕鬆就好

代謝不佳體質 / 缺氧體質 / 胃腸虛弱體質 / 虛熱體質 / 精神緊繃體質

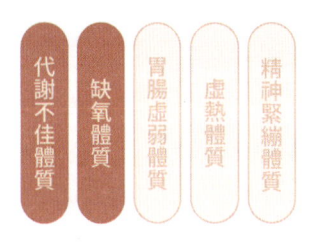

求診患者中，有些人已養成隨時如廁的習慣，他們抱著「必須去尿一下！」、「現在不上，等等也得上」等心態，即使膀胱空空如也要跑個廁所。頻尿會大大影響生活品質，是人們急欲解決的日常困擾。

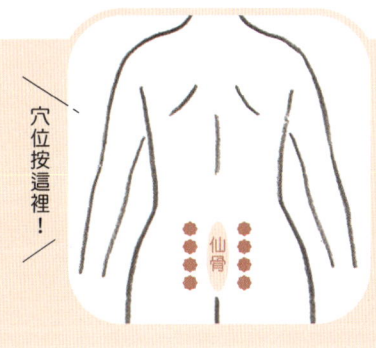

穴位按這裡！

仙骨

（ 穴道按摩法 2 ）

八髎穴，專治頻尿、漏尿等問題。人稱「仙骨孔」的8個穴位與生殖器、膀胱相通，因此多按能減少泌尿道困擾。

（ 按壓訣竅 ）

八髎穴位於仙骨左右兩側的8個穴位。雙手拇指輕靠在腰部兩側，其餘四指自然地貼放在後背。

（ HOW TO ）

1
四根手指
按住仙骨兩側。
拇指自然地貼在腰側。

2
輕柔和緩地
上下搓揉10秒。

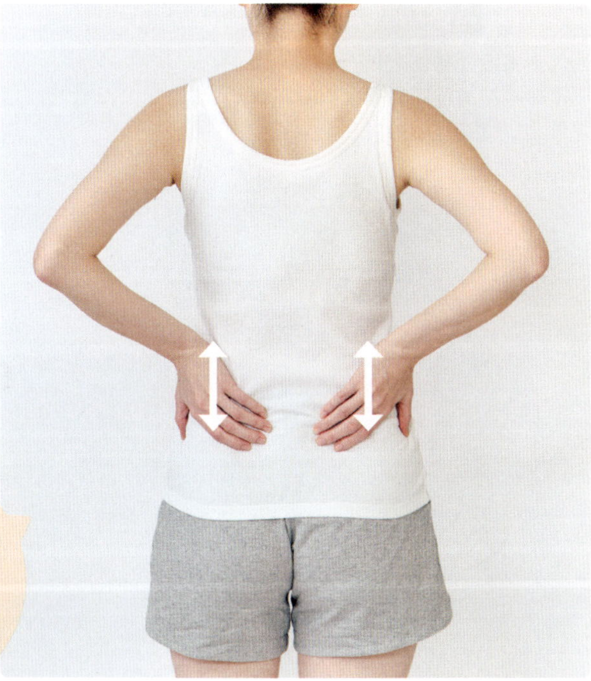

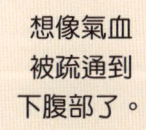

想像氣血
被疏通到
下腹部了。

47 ｜ PART 2 ｜ 心靈牽動身體的不適症狀

全身精疲力竭，動也不想動。
只是稍微活動筋骨，
就累到覺得身體不是自己的。

渾身無力、易倦怠

穴位按這裡！

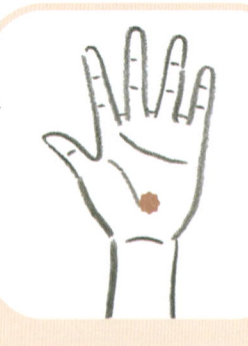

（ 穴道按摩法 1 ）

勞宮穴，凝聚人體脈氣，是洩心火的穴道。充滿倦怠感、心累的時候按摩或熱敷該穴位，都有靜心寧神的功用。

（ 按壓訣竅 ）

手掌握拳，中指、無名指前緣的位置就是勞宮穴。以拇指按摩、放鬆穴道。

(HOW TO)

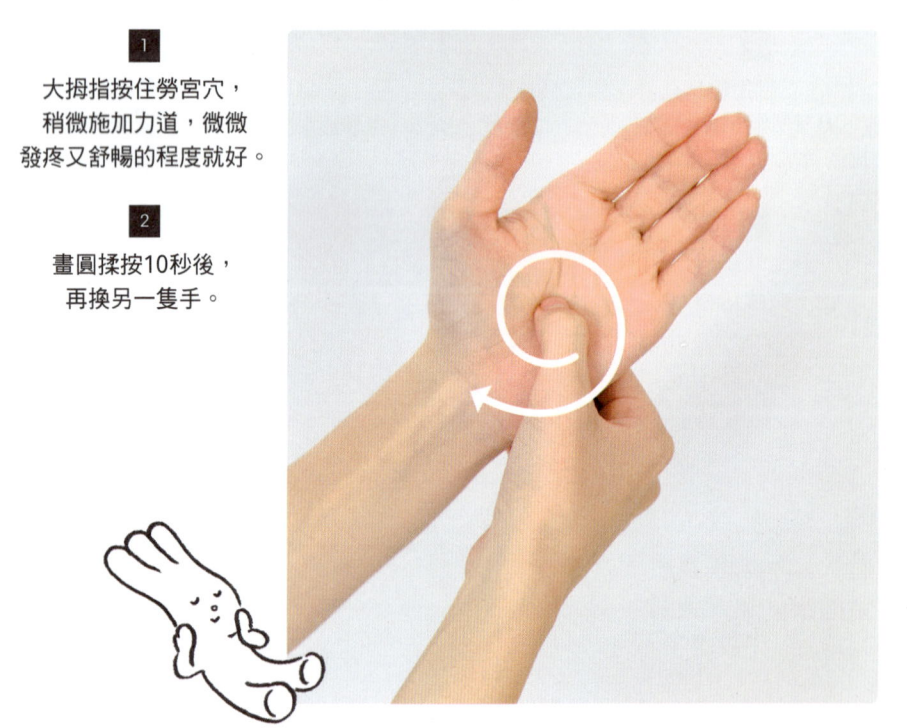

1
大拇指按住勞宮穴，稍微施加力道，微微發疼又舒暢的程度就好。

2
畫圓揉按10秒後，再換另一隻手。

代謝不佳體質　缺氧體質　胃腸虛弱體質　虛熱體質　精神緊繃體質

倦怠乏力的感受，源自人體能量短缺（氣虛）。東方醫學中，下腹部（腎）虛弱會阻礙身體儲存能量。經由肺部吸入體內的空氣及能量，會存放在下腹部的丹田裡，因此，深呼吸是補充能量的好方法。

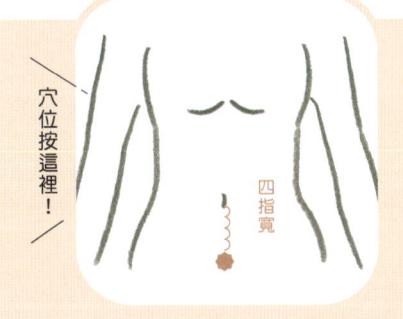

穴位按這裡！

四指寬

（ 穴道按摩法 2 ）

關元穴，位於下腹部丹田處，掌管人體先天之氣，按壓穴道有益調節元氣。腹式呼吸法與熱敷穴位也具調氣作用。

（ 按壓訣竅 ）

穴位在下腹部、肚臍下方約四指寬的地方。採三指按壓法刺激穴道。

（ HOW TO ）

1
中指按住關元穴，食指與無名指貼在兩側，雙手手指相互交疊。

2
對著穴道畫圓搓揉10秒。

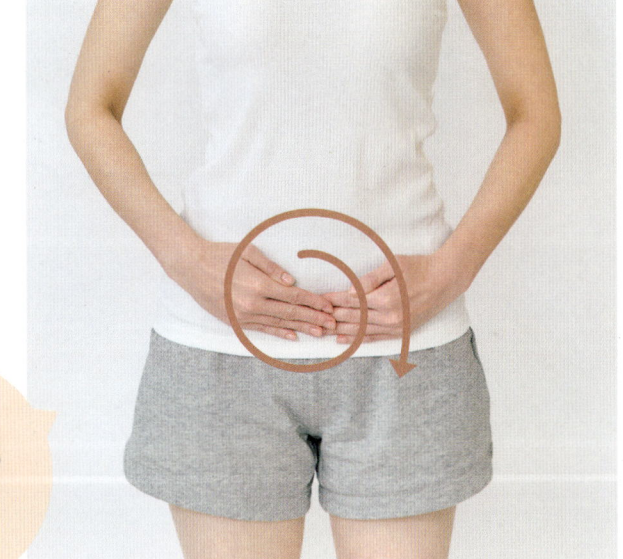

想像下腹部暖起來了。

49　|　PART 2　|　心靈牽動身體的不適症狀

早晨睜開眼，老是頭暈目眩。雖然暈眩感只持續一陣子，但總得花費些許時間才能找回平衡感。

暈眩感、頭昏腦脹

穴位按這裡！

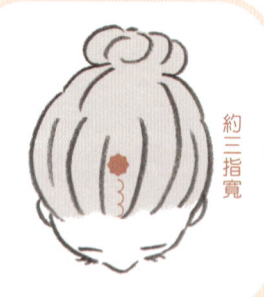

約三指寬

（ 穴道按摩法 1 ）

囟會穴，是古籍也曾提及的止暈特效穴道。專治各種原因引發的頭暈。

（ 按壓訣竅 ）

循著人體的中央線，找到髮際線向頭頂正上方約三指寬的地方。採三指法按摩穴道。

(HOW TO)

1
中指按壓囟會穴，食指、無名指輕貼兩側。

2
舒服徐緩地前後搓揉10秒。

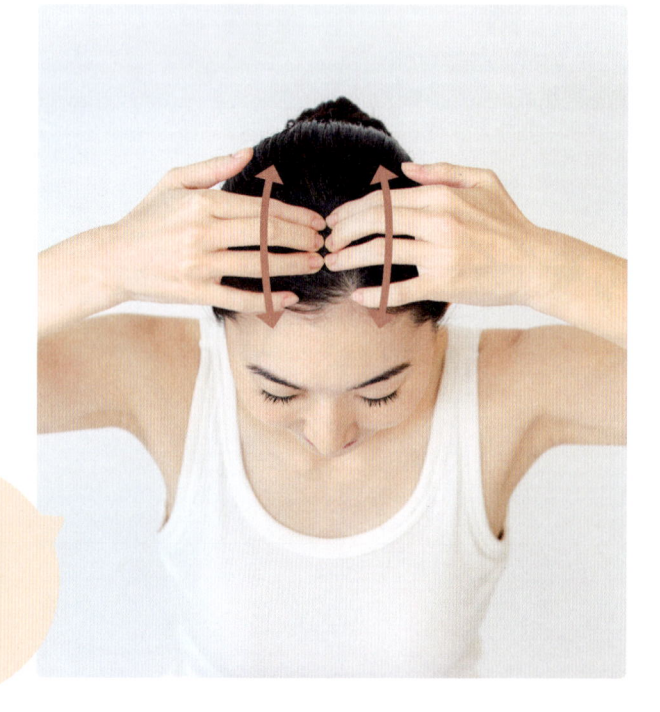

想像身體逐漸找回平衡感。

50

代謝不佳體質　缺氧體質　胃腸虛弱體質　虛熱體質　精神緊繃體質

沉眠入夢時，人體三分之二的血液會流向肝臟，進行排毒、淨化的工作。換句話說，在熟睡狀態時，身體仍持續不懈地運作，過程中會消耗掉體內能量。因此，早晨起床的時候，身體能量尚未回補，才會出現頭暈的情形。

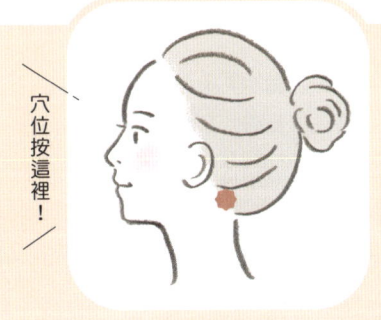

穴位按這裡！

（ 穴道按摩法 2 ）

安眠穴，顧名思義就是幫助睡眠的穴道，改善晨起暈眩感也特別有效，起床順手按壓一會安眠穴吧。

（ 按壓訣竅 ）

從耳垂出發，沿著後頭部一路摸到枕骨下緣，即為安眠穴。以拇指按壓穴道。

(HOW TO)

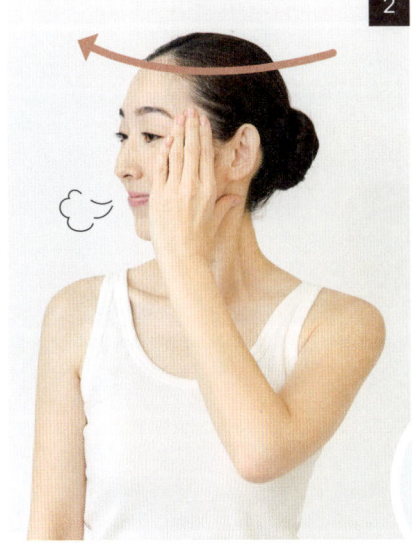

2
徐緩吐氣，
按著穴道將頭轉向另一側，
吸氣時頭部回到正面。
重複4次後換另一邊。

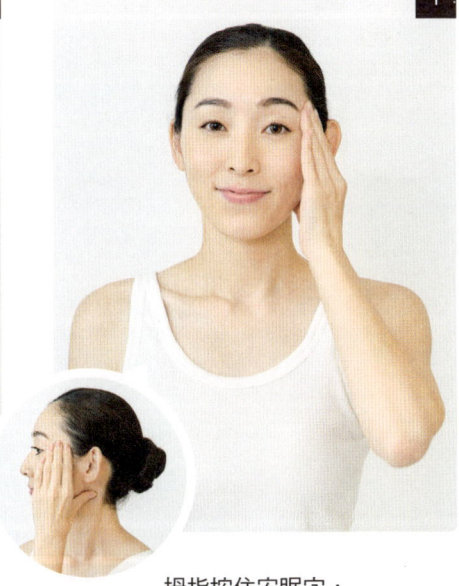

1
拇指按住安眠穴，
其餘四指輕放在臉頰上。

**夜裡輾轉難眠，讓人困擾不已！
每次上床準備入睡，卻總是翻來覆去
3～4個小時，怎麼也睡不著。**

失眠、睡眠障礙

穴位按這裡！

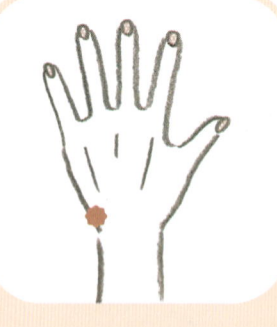

(**穴道按摩法**)

陽谷穴，是祛除身體內熱的穴道。當頭腦無法休息，處於過度亢奮狀態，按一按陽谷穴，有助於平靜思緒。

(**按壓訣竅**)

手背上，小拇指向下延伸與手腕交會的凹陷處，為陽谷穴。用拇指刺激穴道。

(HOW TO)

1
大拇指按住陽谷穴。

2
速度緩慢、輕柔地前後搓揉10秒，再換另一隻手。

想像頭頂的熱被冷卻下來。

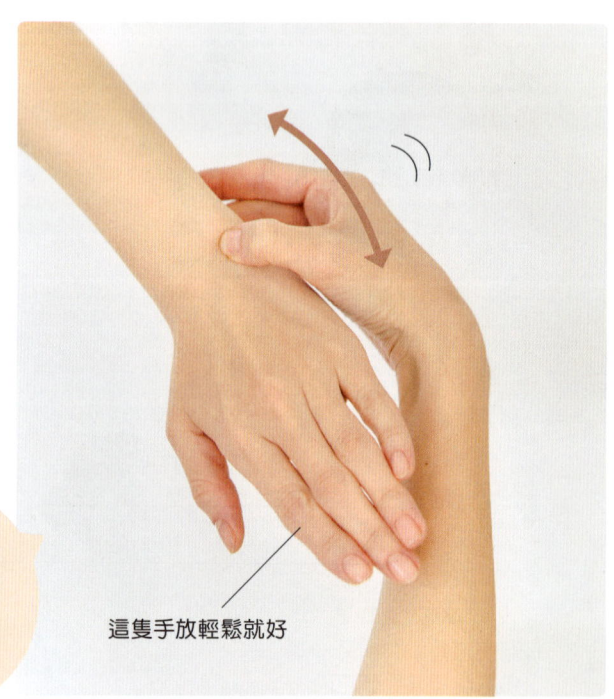

這隻手放輕鬆就好

| 代謝不佳體質 | 缺氧體質 | 胃腸虛弱體質 | 虛熱體質 | 精神緊繃體質 |

當大腦處在亢奮的「清醒模式」，身體就難以休息、入眠。大腦尚未切換到「休憩模式」之前，即使疲憊不堪，也沒辦法安穩地睡上一覺。此時，需要來點清心安神的活動，以緩和浮躁感，讓身體放鬆下來。

（ 微冥想 ）

在吸氣、吐氣之間，注意力全然集中在「當下」，這是微冥想最理想的狀態。若過程中腦海浮現雜亂的思緒，請先暫停冥想，重新調整呼吸，將心力回到當下，這有助於大腦關機，讓全身進入休眠狀態。微冥想並非睡前的專屬活動，無論早晚都可以進行「深呼吸」。

（ HOW TO ）

1 採取舒服的坐姿，雙手覆蓋在肚子上。

2 徐徐吸氣、吐氣，進行約1分鐘腹式呼吸。

仔細感受肚子吸氣膨脹、吐氣下凹的感覺。

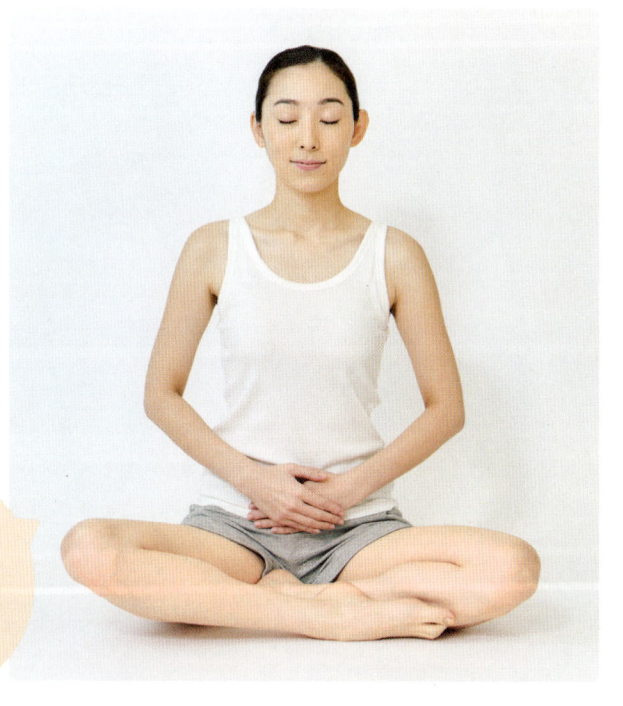

53 | PART 2 | 心靈牽動身體的不適症狀

> 全力以赴的努力者都有的煩惱

焦慮或疲勞引發的身體不適

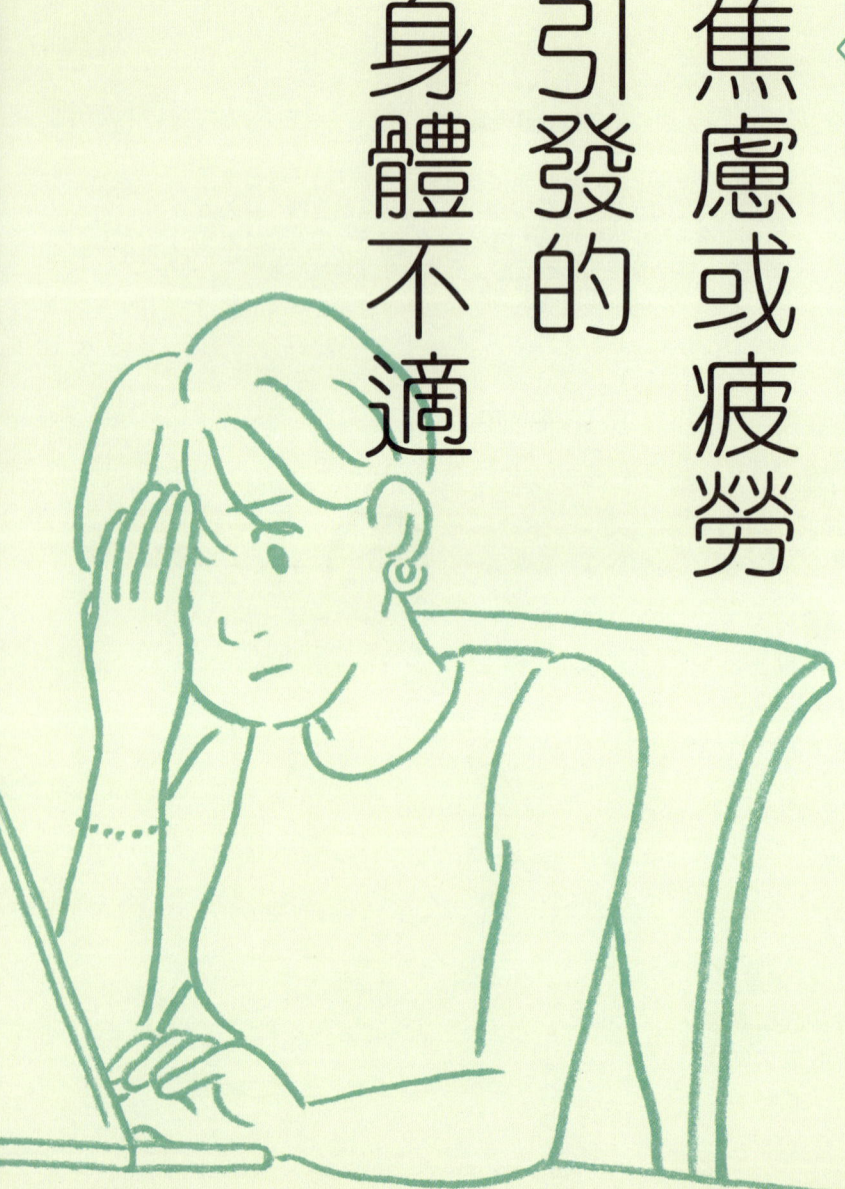

責任感強烈、認真又努力的人，往往容易讓身體處於焦慮緊繃狀態。

這樣的性格特徵可以說是日本人特有的國民性之一。

雖然積極配合周遭、察言觀色在某些時候的確重要，但偶爾摒棄他人目光、給自己放鬆的時間同樣不可或缺。

倘若是因緊張或疲勞而感到身體不適的人，不妨嘗試「適當放輕鬆」的心態。

即便遇到無力以對的生活壓力，學會豁達放手、釋然以對，也是一種調節方法。

這樣不僅能避免產生無謂的內心矛盾，還能讓心情變得輕鬆許多。

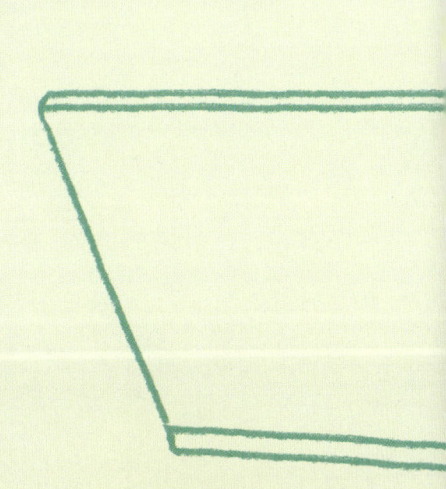

過度咬合、磨牙

入睡後不自覺磨牙，導致醒來後肩頸僵硬如石，連矯正器也幫不上忙。

穴位按這裡！

（ 穴道按摩法 ）

下關穴，位在顳顎關節。長時間咬緊牙關，會導致下顎肌肉緊繃、僵硬，甚至一壓就痛。按摩該處有助於放鬆。

（ 按壓訣竅 ）

沿著顴骨向耳朵移動，鬢髮下方的凹陷處即是下關穴所在。採拇指按壓法刺激穴道。

（ HOW TO ）

1 大拇指按住下關穴。

2 嘴巴張開、合起，重複10次。

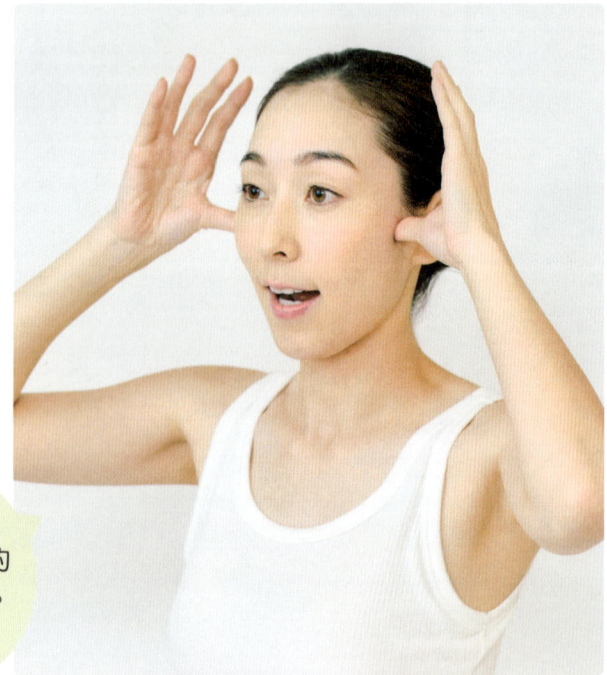

想像下顎肌肉的束縛被解開了。

56

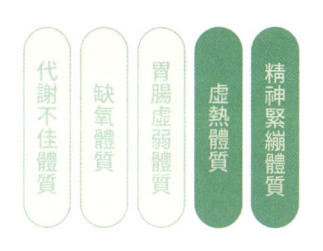

| 代謝不佳體質 | 缺氧體質 | 胃腸虛弱體質 | **虛熱體質** | **精神緊繃體質** |

磨牙、過度咬合的毛病，常見於精神緊繃的族群。工作焦頭爛額、家務繁重、煩惱人際關係、多慮的個性等等，都會使人下意識繃緊神經。整天都處於高度緊張的狀態，連入睡時也難以放鬆，最終因壓力而病。

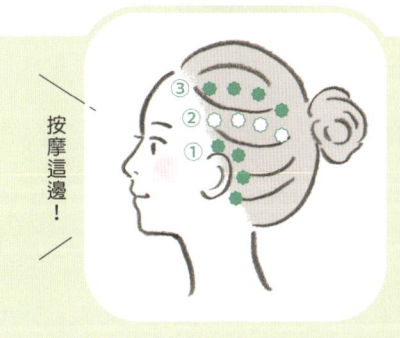

按摩這邊！

(頭部兩側的筋膜放鬆)

張開、闔上後排牙齒時，會牽動位於耳朵上方、大範圍覆蓋頭部兩側的肌肉。因此，頭部兩側的肌肉繃得愈緊，磨牙的問題就愈發嚴重。採用四指按壓法按摩穴道，能同時緩解頭部兩側與下顎的緊繃感。

(HOW TO)

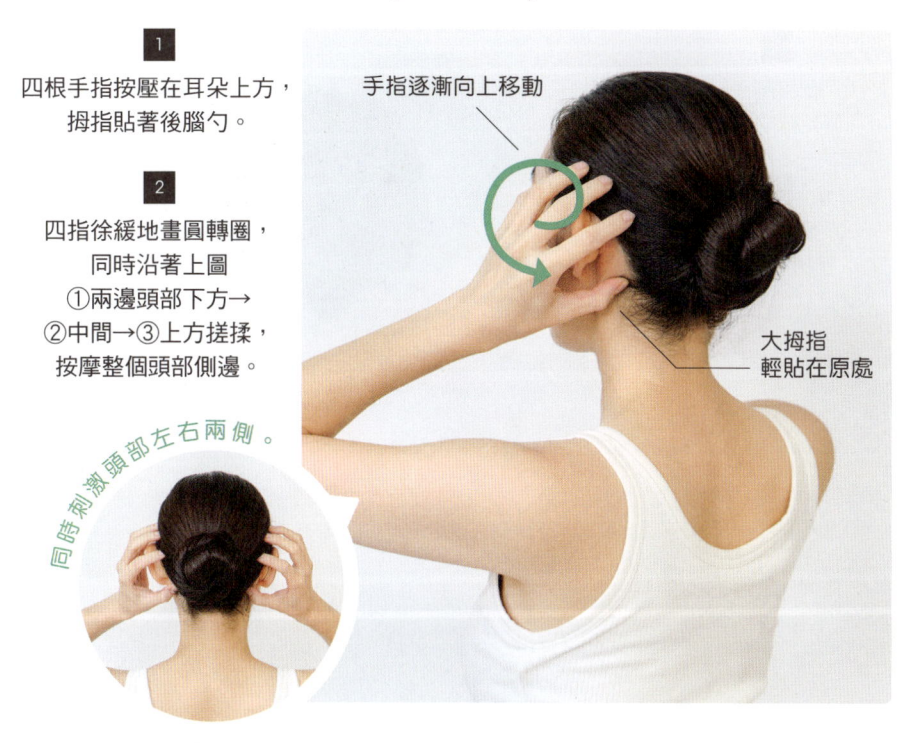

[1]
四根手指按壓在耳朵上方，拇指貼著後腦勺。

[2]
四指徐緩地畫圓轉圈，同時沿著上圖
①兩邊頭部下方→
②中間→③上方搓揉，
按摩整個頭部側邊。

手指逐漸向上移動

大拇指輕貼在原處

同時刺激頭部左右兩側。

57 | PART 2 | 焦慮或疲勞引發的身體不適

> 疲勞感、倦怠感

早上醒來時總是無法神清氣爽。
即使睡了一覺，疲勞感依然揮之不去，
日復一日的深陷疲憊⋯⋯

按摩這邊！

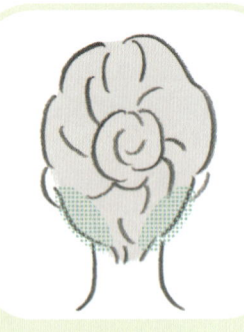

（ 穴道按摩法 ）

想改善氣血循環，可同時刺激天柱、風池、完骨穴，它們有助於鬆開頸部肌肉，讓流向頭部的血液暢行無阻。

（ 按壓訣竅 ）

採取三指按壓法，沿頭部後方的髮際線中點，朝兩邊耳朵的方向按壓而去。

（ HOW TO ）

1. 三指按住穴道分布的位置。

2. 輕柔、徐緩地揉壓10秒。

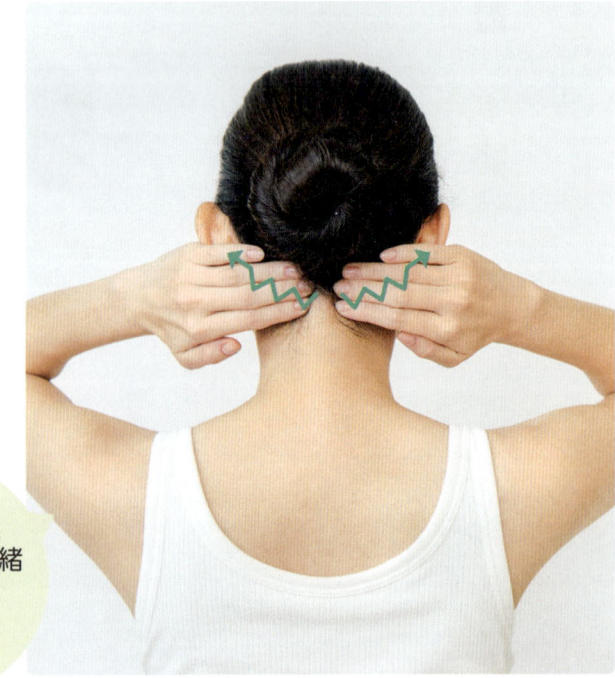

想像自己的思緒逐漸清晰。

58

| 代謝不佳體質 | 缺氧體質 | 胃腸虛弱體質 | 虛熱體質 | 精神緊繃體質 |

精神萎靡的清晨,其罪魁禍首大多是大腦的血流受阻。此時,鬆開後腦髮際線周圍的緊繃,能促進血液循環。再搭配丹田呼吸法,吸入大氣能量(氧氣、空氣),並儲存在下腹部。這是除了進食以外的能量補充祕方。

（　丹田呼吸法　）

丹田是聚能養氣之處,平時受腎臟的管轄。因此,當腎功能失調時,身體的疲勞感也愈明顯,呼吸也更加稀薄。大口深呼吸有活絡丹田的功效,藉此達到養腎安神的作用。此外,每次吐氣時,身體也會隨之鬆開緊繃的神經。

（ HOW TO ）

1 採站姿,雙腳與肩同寬。

2 雙手覆蓋在丹田上（下腹部）。

3 鼻腔吸氣。

4 用嘴吐氣,比吸氣時吐出兩倍長氣。

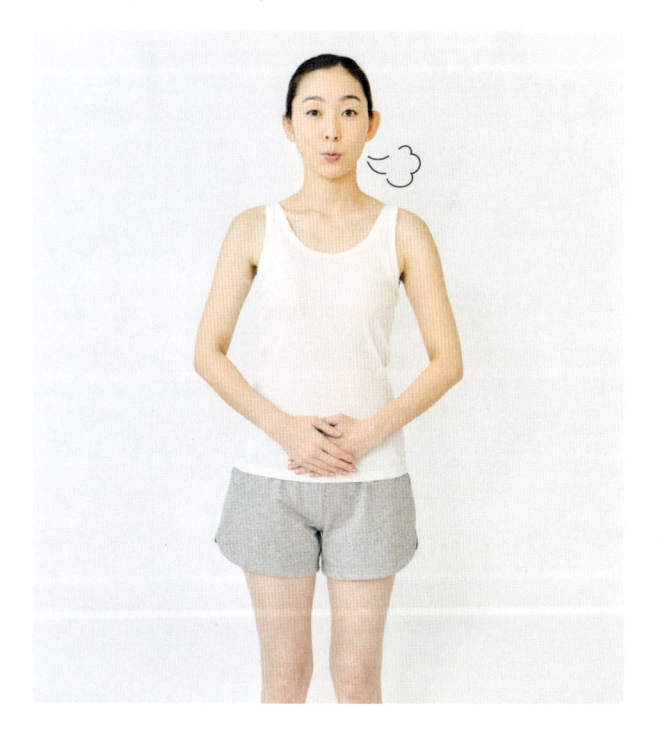

肩頸僵硬、疲勞感

身體容易緊繃，很難真正放鬆下來。呼吸也較為淺促，經常疲憊不堪。

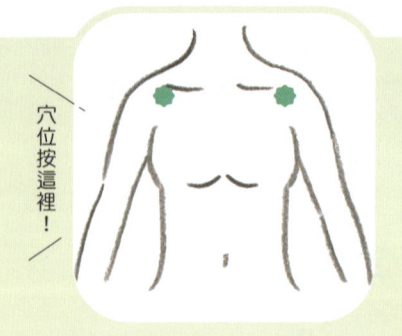

穴位按這裡！

（ 穴道按摩法 ）

中府穴，是肺經的關鍵穴道。當胸部的肌肉僵硬，穴位處便會出現痠痛感。按摩此處可令肺腑暢通，呼吸自然順暢。

（ 按壓訣竅 ）

先找出鎖骨下方與肩線的交會點，再向下約一指寬的凹陷處。以三根手指按摩穴道。

（ HOW TO ）

1. 中指按住穴道的位置，食指與無名指輕靠中指兩側。

2. 以舒服和緩的速度，上下搓揉10秒，再換另一邊。

想像肺部吸飽了空氣。

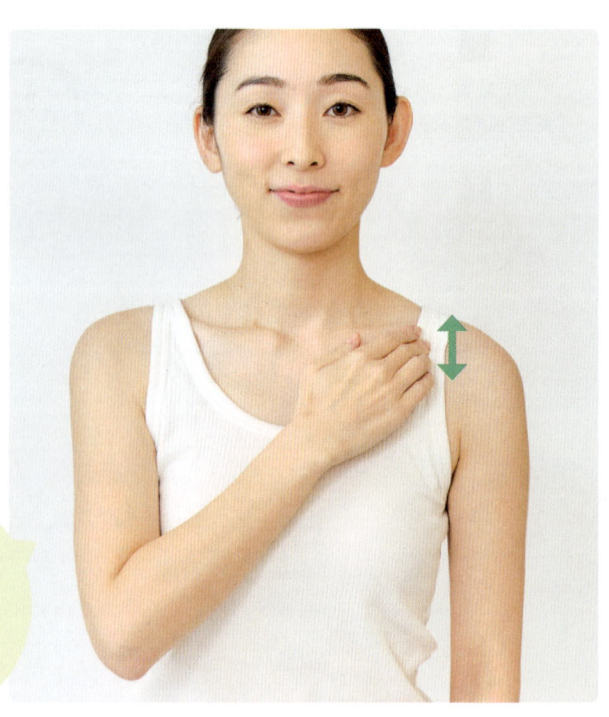

代謝不佳體質　缺氧體質　胃腸虛弱體質　**虛熱體質**　精神緊繃體質

無論何時都繃緊神經的族群，他們的胸鎖乳突肌與鎖骨下方肌群也都緊繃僵硬，這會造成駝背、呼吸不通暢，甚至壓迫神經、血管、經絡，進一步引發全身疲勞。

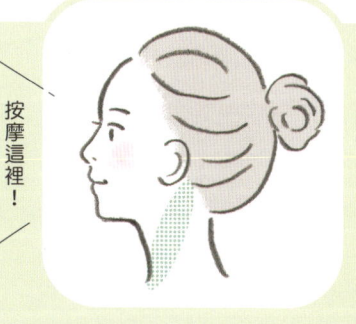

按摩這裡！

（　胸鎖乳突肌按摩法　）

全身肌肉緊繃的人，多半胸鎖乳突肌也很僵硬。按摩這裡可以放鬆肌肉，緩解肩頸僵硬，還能疏通鼻腔，讓呼吸更順暢。此外，這條肌肉有許多保健穴道，按壓能幫助調節經絡，帶來深層放鬆。

（ HOW TO ）

1
用拇指與食指捏住胸鎖乳突肌的上半部。

2
力道輕柔、徐緩地前後揉捏10秒，再換另一邊。

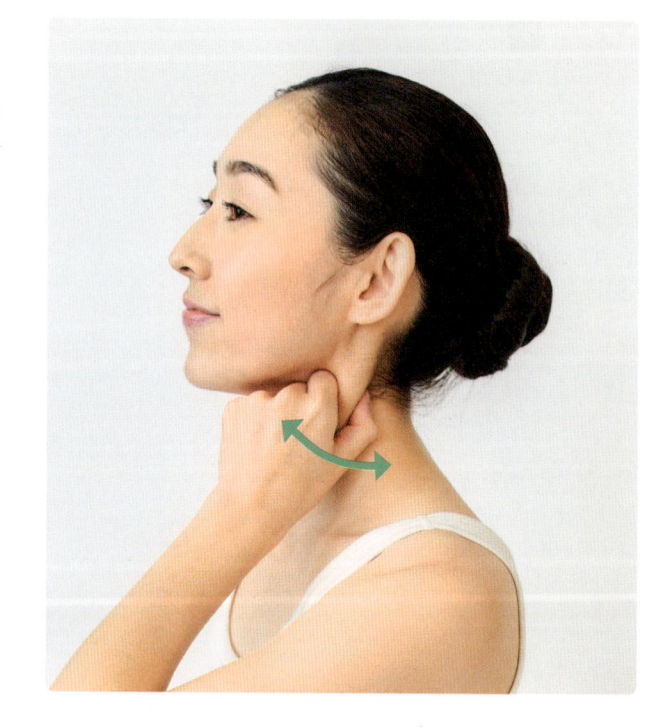

> 背痛、雙腕痠麻

雙手手腕時不時發麻。
後背痠疼難耐，
彷彿有個千斤頂重壓在背上。

穴位按這裡！

（ 穴道按摩法 ）

腕骨穴，是條從手腕一路上行至肩胛骨的經絡。姑且不論原因，按壓腕骨穴是紓解後背不適感的好方法。

（ 按壓訣竅 ）

沿著小拇指向下摸索，碰到手腕側邊的突起骨後停止，其凹陷處即是穴位。用大拇指按壓穴道。

(HOW TO)

1
大拇指按壓腕骨穴的位置。

2
以和緩的速度，輕柔地前後揉按手腕10秒。整體後背痠痛的話，須按壓兩手穴道；單邊疼痛的話，針對疼痛側按摩即可。

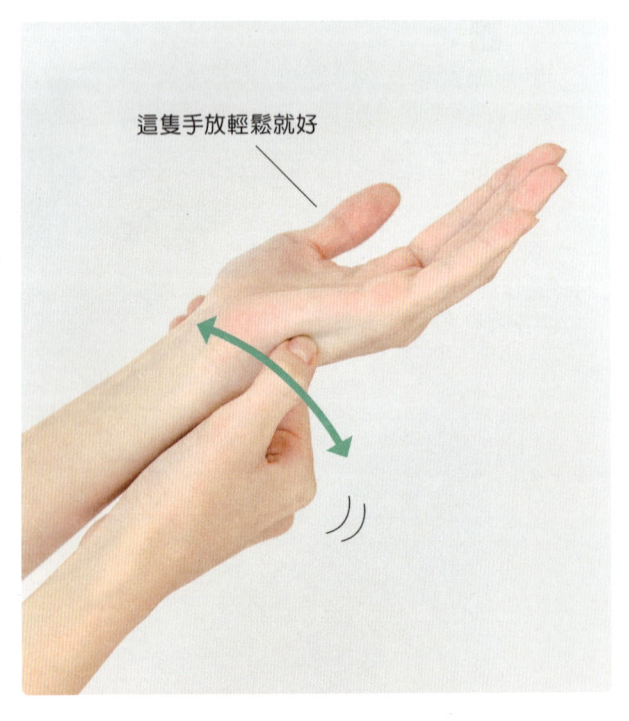

這隻手放輕鬆就好

62

代謝不佳體質　缺氧體質　胃腸虛弱體質　虛熱體質　精神緊繃體質

手腕的痠麻感與背痛息息相關。常伏案工作或長時間維持相同姿勢的族群，都會感到背部沉重、緊繃。緊張型性格的人也常因過度挺直背部，導致背部及肩胛骨內側的肌肉變得僵硬。

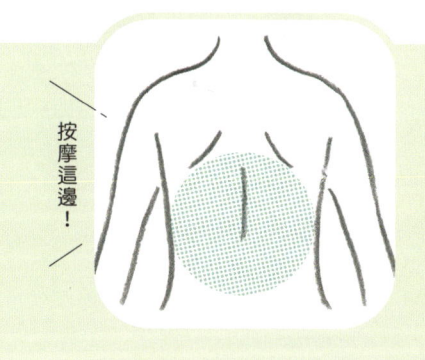

按摩這邊！

（ 闊背肌伸展運動 ）

闊背肌是廣泛覆蓋於後背部的肌肉，當它緊繃時，通常會直接導致肩胛骨至整體背部的僵硬疲勞，因此放鬆後背表層肌肉是舒緩僵硬的保健方式。不僅如此，伸展闊背肌，還能幫助疏通現代人常見的膀胱經阻塞問題。

（ HOW TO ）

1
採四足跪姿，
單手向前伸展。

2
一邊吐氣，
一邊向後坐下，
腋下與側身向前伸展10秒。
慢慢回到四足跪姿，
換拉伸另一邊。

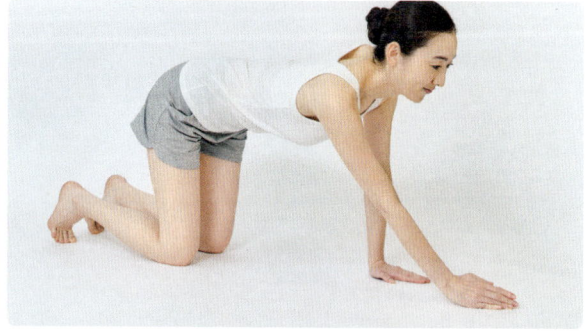

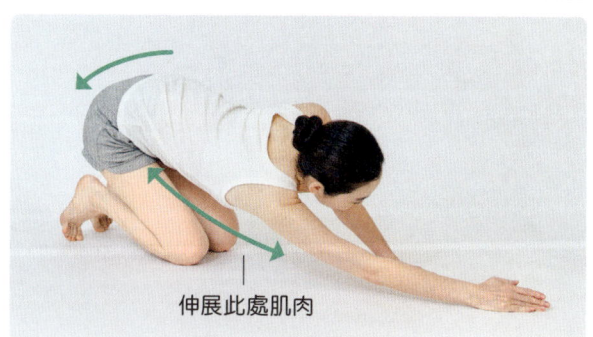

伸展此處肌肉

63 ｜ PART 2 ｜ 焦慮或疲勞引發的身體不適

眼睛疲勞、乾眼症、老花眼

滑手機滑到出神,玩電腦到忘我,使得眼睛疲澀不已。最近甚至看近物都顯得吃力。

穴位按這裡!

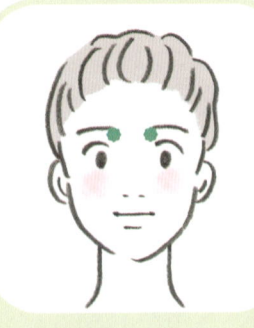

(穴道按摩法 1)

攢竹穴,專治眼睛疲勞的特效穴道。建議每小時按一次,適合當作辦公時的休息運動。眼部的肌肉放鬆了,疲勞也一掃而空。

(按壓訣竅)

攢竹穴位於眉頭下方(眉毛下緣)的凹陷處,用大拇指按摩即可。

(HOW TO)

1
大拇指按住攢竹穴的位置。

2
向斜上方用力按壓10秒,再換另一邊。

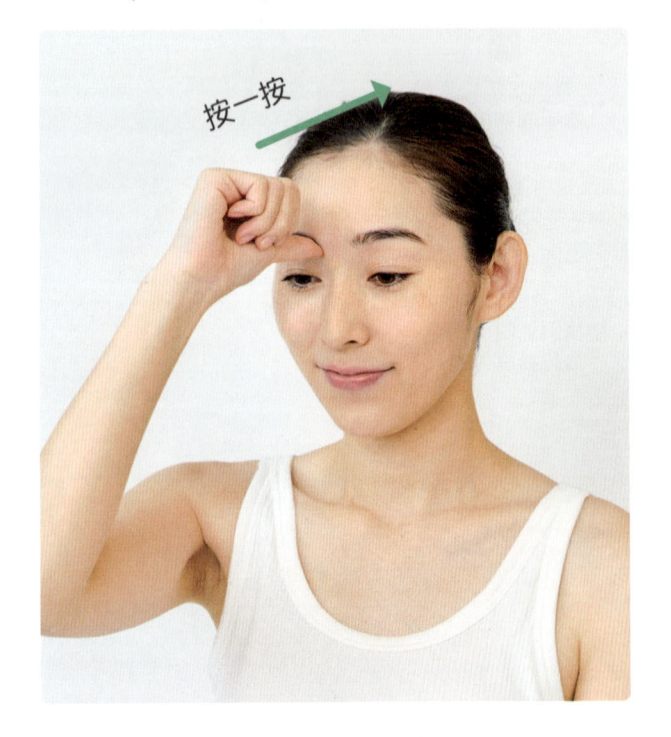

按一按

64

| 代謝不佳體質 | 缺氧體質 | 胃腸虛弱體質 | **虛熱體質** | **精神緊繃體質** |

造成眼睛疲勞的原因，除了過度用眼以外，還有肩頸僵硬等因素。因為眼部神經會經過後腦勺衍伸至眼睛，如果頸部肌肉緊繃僵硬，使血液循環變差，流向眼睛的血液受阻，導致廢物無法順利排出，便堆積成疲勞了。

穴位按這裡！

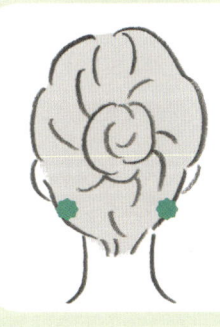

（ 穴道按摩法 2 ）

風池穴，位於頸部的穴道，與行經後腦勺的眼部神經密切相關，刺激此穴，有助放鬆眼部緊繃，消解疲勞。

（ 按壓訣竅 ）

後頸與髮際線交界處，靠近兩耳附近的凹陷處。用大拇指按壓凹陷最深處。

(HOW TO)

1
大拇指按住風池穴，
其餘四指
輕貼在頭皮。

2
力道輕柔地
向上按壓10秒。

※頭部劇烈疼痛時請避免。

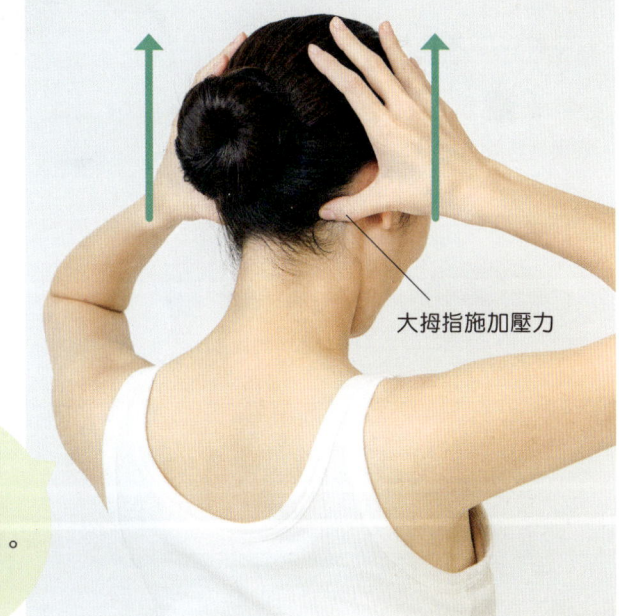

大拇指施加壓力

想像整個
頭頸向上伸展。

65 | PART 2 | 焦慮或疲勞引發的身體不適

> 眼皮跳不停、眼瞼痙攣

眼皮不時跳動，這類眼瞼的痙攣反應，往往是用眼過度的警訊。

穴位按這裡！

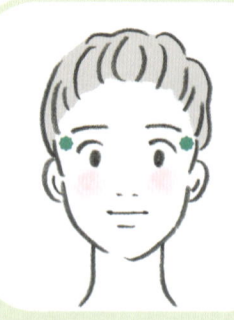

（ 穴道按摩法 1 ）

太陽穴，是消除眼部疲勞的奇穴，揉壓穴道能放鬆眼周痠脹，也有祛除黑眼圈的功用。不過，太陽穴是相當敏感的部位，切記手法要輕緩。

（ 按壓訣竅 ）

眼角與眉梢連成一線，其正中點即為太陽穴。以中指揉壓太陽穴下方凹陷處。

（ HOW TO ）

1 中指按住太陽穴的位置。

2 輕柔地按壓10秒。

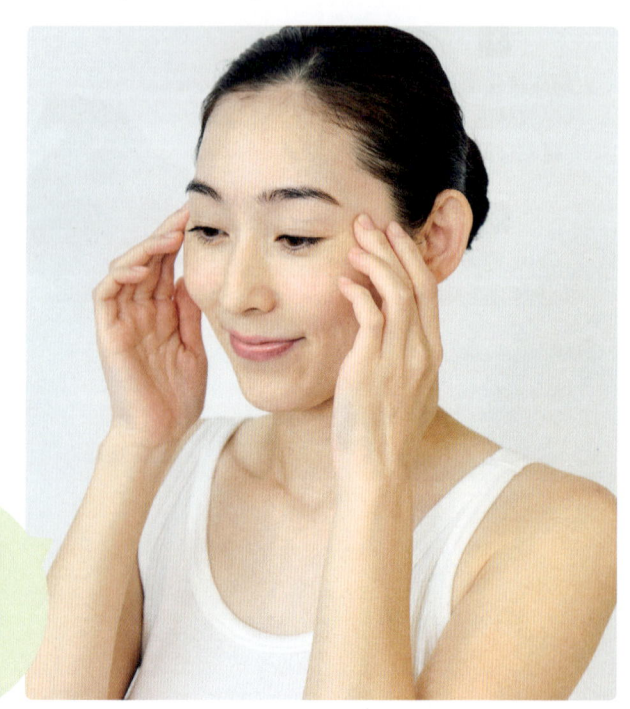

想像緊繃的眼周肌肉被鬆開了。

66

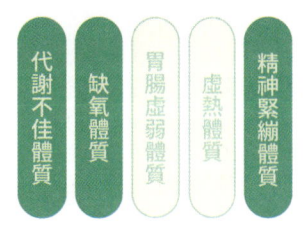

| 代謝不佳體質 | 缺氧體質 | 胃腸虛弱體質 | 虛熱體質 | 精神緊繃體質 |

引起眼睛疲勞與痙攣的主要原因是壓力。無法排解的倦怠、氣憤焦躁、壓力爆表、總感覺被時間追著跑⋯⋯這些負面情緒容易引發肌肉痙攣。頭部的血壓升高，持續的壓迫感，最終反應在臉部（特別是眼睛）。

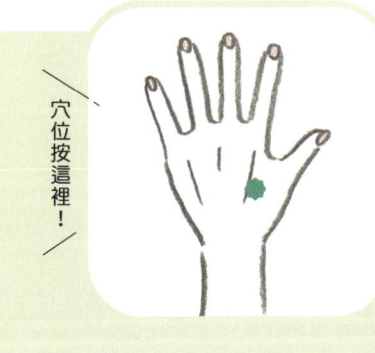

穴位按這裡！

（ 穴道按摩法 2 ）

合谷穴，為傳統四總穴之一，專治顏面失調、眼疾。古醫學古籍中也記載其對眼部疾病有效，亦能紓解全身疲勞。

（ 按壓訣竅 ）

先找到拇指與食指骨骼交會處，稍微靠向食指側，能摸到骨骼凹陷處，按壓會有些許痛感的地方。以拇指刺激。

(HOW TO)

1 大拇指按住合谷穴的位置。

2 搓揉食指骨頭的那一面，再換另一手。

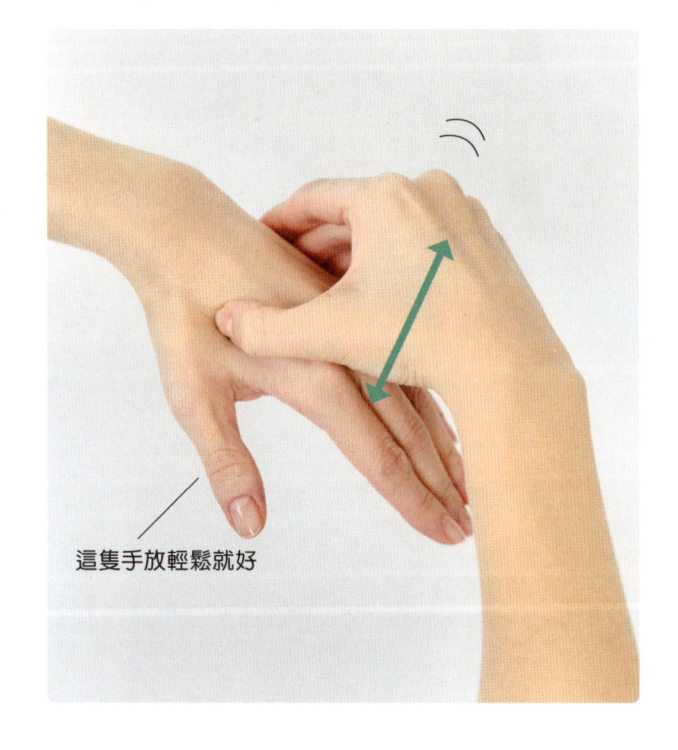

這隻手放輕鬆就好

67 | PART 2 | 焦慮或疲勞引發的身體不適

肠胃胀气、积气

肚子總是鼓脹得難受，隨時隨地都想打隔、放屁。

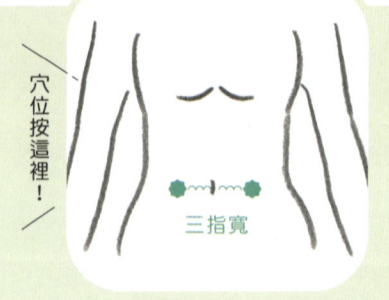

穴位按這裡！ 三指寬

（ 穴道按摩法 1 ）

天樞穴，是排便通暢的要穴。它能刺激腸胃蠕動，促進排便。腸胃通了，聚積在腸胃裡的「氣」也能順利排出。此外，便秘時按壓天樞穴會產生痛感。

（ 按壓訣竅 ）

以肚臍為中心，其左右兩側約三指寬的位置。以中指揉壓穴道。

（ HOW TO ）

1
雙手叉腰，
中指置於天樞穴的位置。

2
徐緩輕柔地
畫圓按壓10秒。

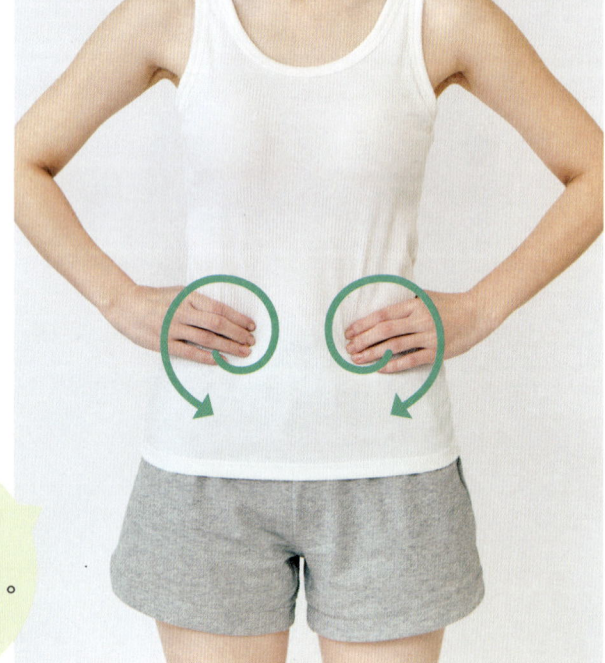

想像你正在疏通腸胃的鬱塞。

68

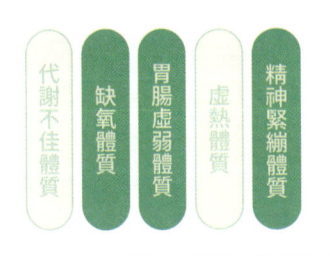

| 代謝不佳體質 | **缺氧體質** | **胃腸虛弱體質** | 虛熱體質 | **精神緊繃體質** |

當大量的空氣進入體內（脹氣），無法及時排出的氣體會聚集在腸胃等處。身體緊繃得不得了時，原先應移動到肺部的空氣，也會被擠壓到胃部與腸道當中，造成體內氣體的淤積。

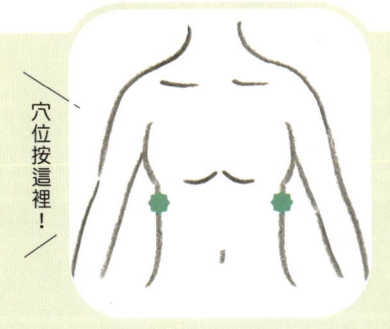

穴位按這裡！

（ 穴道按摩法 2 ）

章門穴，是與肺相關的穴道，但治療消化系統的功效也不容小覷。按壓章門，有理氣結散、排除多餘氣體的好處。

（ 按壓訣竅 ）

手腕彎折、收緊腋下，手肘觸碰到的側腹部就是章門穴的位置。以掌壓的方式按壓。

（ HOW TO ）

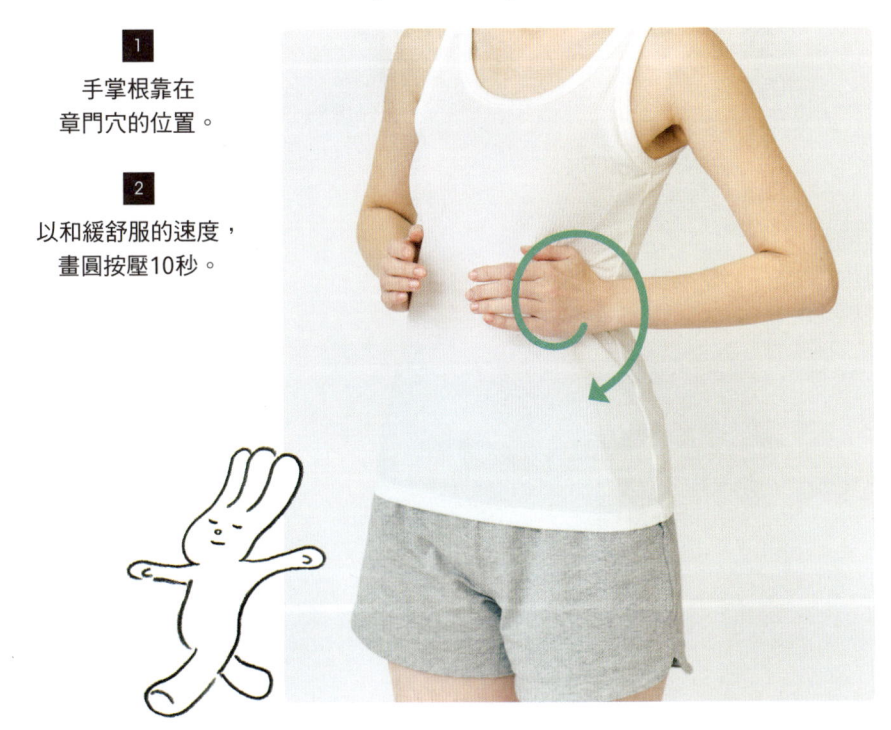

1 手掌根靠在章門穴的位置。

2 以和緩舒服的速度，畫圓按壓10秒。

69 ｜ PART 2 ｜ 焦慮或疲勞引發的身體不適

喉嚨異物感、久咳不癒

喉嚨三不五時卡卡的，
卻怎麼咳也咳不出來。
嚴重時彷彿如刀割，十分不適。

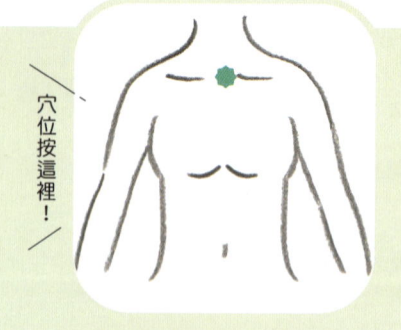

穴位按這裡！

（ 穴道按摩法 1 ）

天突穴，是位在鎖骨中心的穴道。有緩解乾咳和喉嚨的不適感（如刺癢或異物感）的良效。除了按摩，針灸療法亦有通肺效果。

（ 按壓訣竅 ）

左右鎖骨連成一線，以中指刺激其正中央的凹陷處。

（ HOW TO ）

1. 中指按住天突穴的位置。

2. 緩慢地上下搓揉10秒。

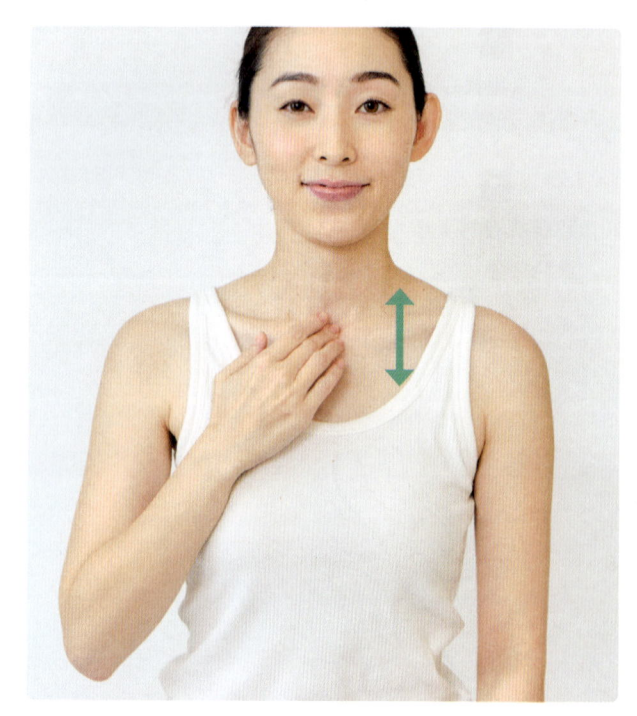

70

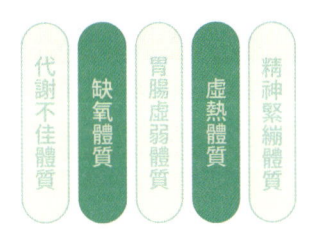

> 代謝不佳體質 / **缺氧體質** / 胃腸虛弱體質 / **虛熱體質** / 精神緊繃體質

久咳不癒、呼吸道不調，導致喉嚨常有異物感。呼吸道主肺，包含鼻子、喉嚨、支氣管等器官。其中，刺激與肺相連的經絡，對於調理喉道非常有效，能迅速緩解不適症狀。

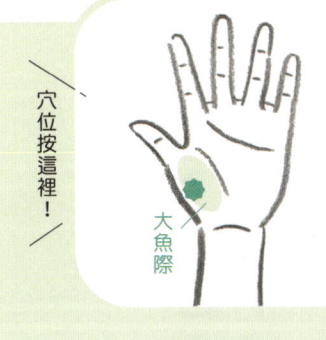

穴位按這裡！

大魚際

(穴道按摩法 2)

魚際穴，與肺部一脈相連的穴道，也是喉鼻病症的特效穴位。感冒咳個不停的時候，按一按魚際穴能緩解不適感，同時祛除喉嚨的熱。

(按壓訣竅)

魚際穴在大拇指下方的大魚際肌中間。用拇指刺激靠近大拇指的手掌邊際線。

(HOW TO)

1. 大拇指按住魚際穴。

2. 留意力度，緩慢地前後搓揉魚際穴10秒，再換另一隻手。

想像喉嚨的刺痛感逐漸淡去。

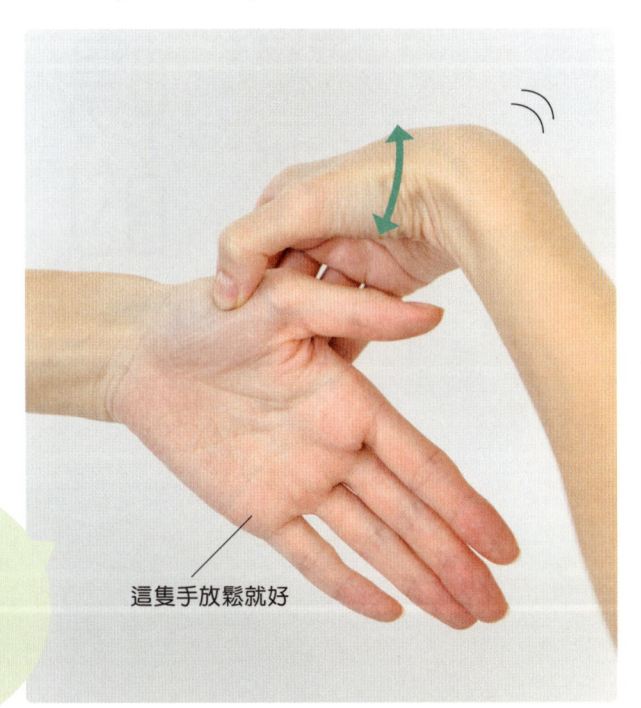

這隻手放鬆就好

PART 2 ｜ 焦慮或疲勞引發的身體不適

肺腑功能失調帶來的各種病症

讓人隱隱作痛、全身不舒暢的惱人病症

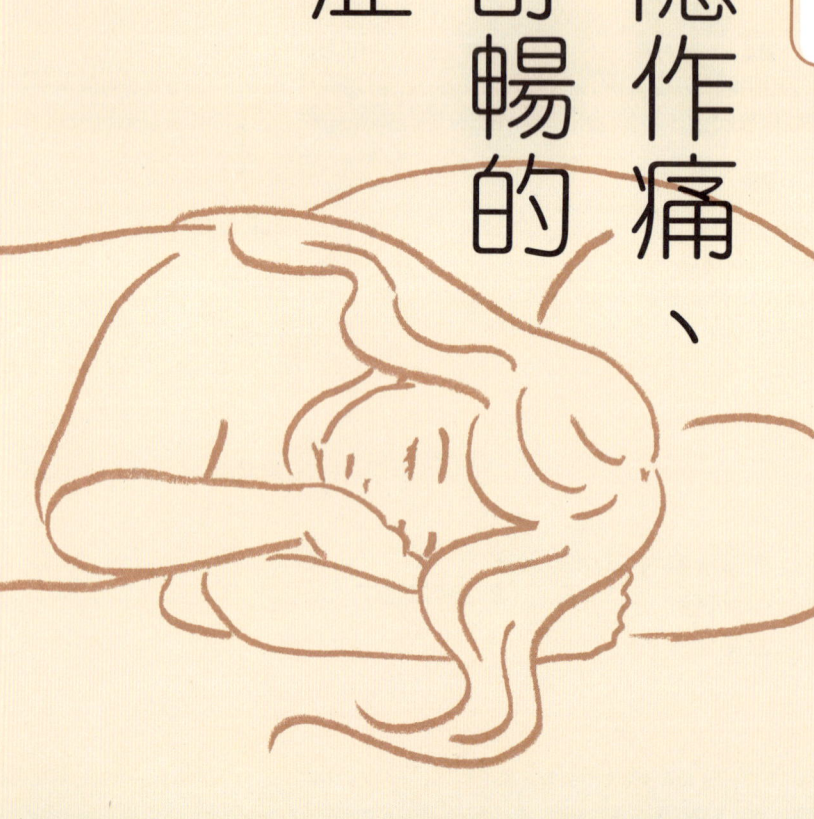

東方醫學常說，氣血運行受阻，人體便會虛弱。

人體虛弱，意味著五臟六腑功能失調，這時，可能使人疼痛、渾身不舒暢。

而且，如同肝臟疲弱導致右肩疼痛；脾胃虛弱引發背部痠痛，體內某些部位出狀況時，有時不會直接反應在臟器本身，反而會在與其相關的經絡部位出現不適。

透過穴道按摩法，可以借助人體經絡的通道，行走於五臟六腑間，有效調養各個臟器的狀態，實際操作本章介紹的各種病症按壓對策，能讓疲弱的五臟六腑逐漸恢復，幫助人體從疼痛和不適中解脫出來。

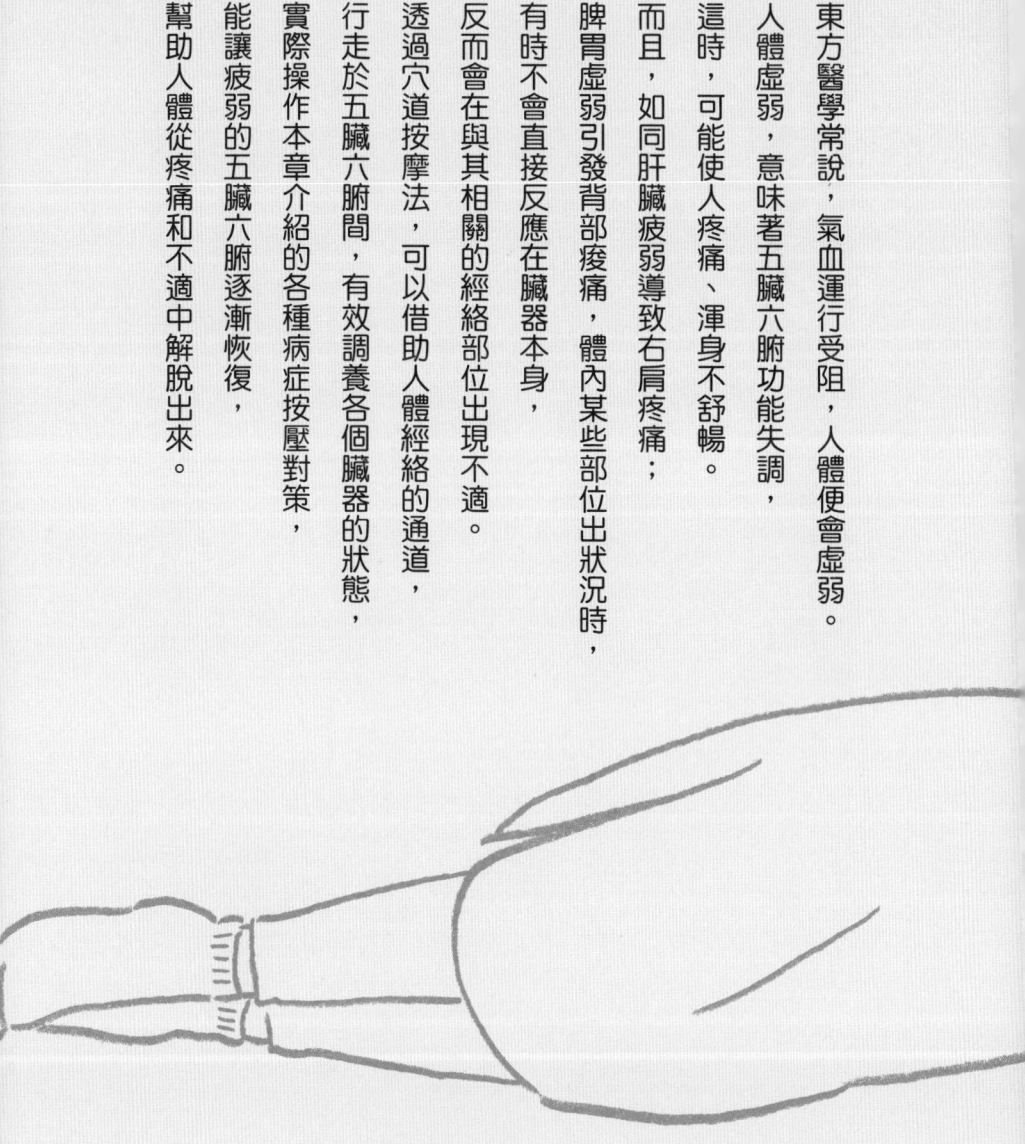

> 頭痛、頭脹沉重

**整天頭昏腦脹，
隨時處於緊張的狀態，
有如一根弦緊繃著，無法放鬆。**

穴位按這裡！

三指寬

(穴道按摩法 1)

列缺穴，是宣肺理氣的穴道，常被用於緩解頭痛或頭脹沉重等頭頸部位的不舒服與緊繃感。

(按壓訣竅)

從大拇指側的手腕橫紋出發，向手肘約三指寬的骨骼邊際處。以拇指按壓法按摩穴道。

(HOW TO)

1
大拇指按住列缺穴的位置。

2
輕柔、緩慢搓揉穴位10秒，再換另一隻手。

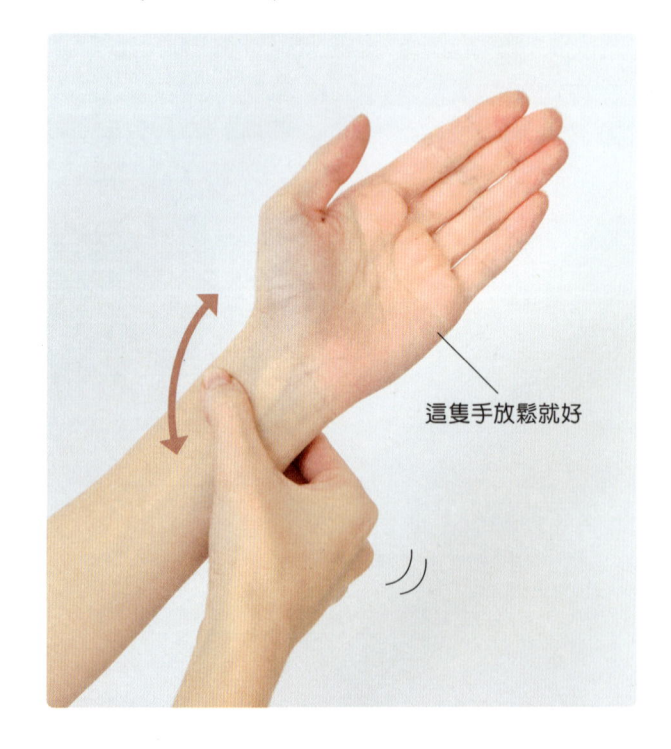

這隻手放鬆就好

74

| 代謝不佳體質 | 缺氧體質 | 胃腸虛弱體質 | 虛熱體質 | 精神緊繃體質 |

頭頸過於緊繃、用腦過度造成缺氧、腦部的血液循環變差,以及眼部疲勞等過勞行為,都會引發緊張型頭痛的病症。當頭部的氣、血運行不良,頭皮如同被「鎖緊」,自然難以擺脫頭昏、脹痛的困擾。

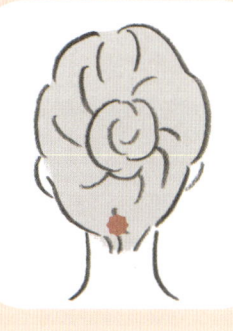

穴位按這裡!

(穴道按摩法 2)

風府穴,又稱為「腦門的玄關」。刺激這個穴位,不僅能促進腦部的血液循環,也可以預防感冒哦!

(按壓訣竅)

以三指按壓法,疏通後腦勺的髮際線中央、頭頸之間骨骼凹陷處的穴道。

(HOW TO)

1. 中指按住穴道,食指與無名指輕貼在兩側。

2. 徐緩舒適的速度上下搓揉10秒。

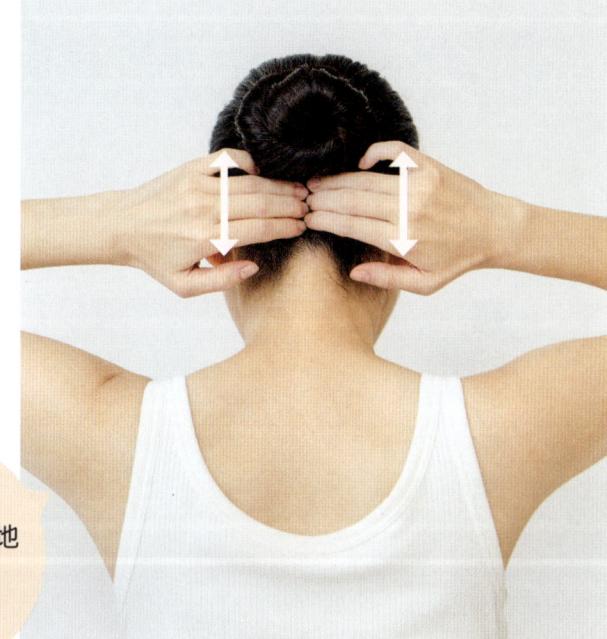

想像血液徐徐地運行到大腦。

75 | PART 2 | 讓人隱隱作痛、全身不舒暢的惱人病症

偏頭痛

雨天或氣壓變低時，
偏頭痛總會如期而至，
還伴隨眼窩深處的劇痛。

穴位按這裡！

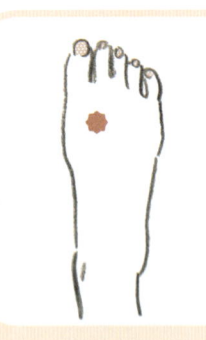

（ 穴道按摩法 ）

太衝穴，屬肝經的穴道。肝經是從眼窩內側運行而過的經絡。因此大部分與眼部深處疼痛有關的偏頭痛型態，都跟肝脫不了關係。

（ 按壓訣竅 ）

大拇指與食指腳趾骨交接處下方的凹陷處，為太衝穴，以拇指按壓刺激穴道。

（ HOW TO ）

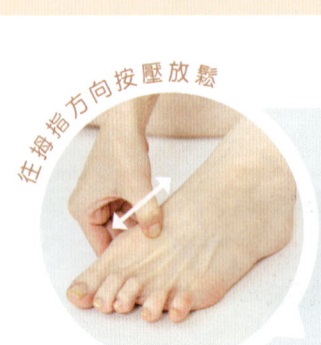

往拇指方向按壓放鬆

1
右手按左腳、
左手按右腳。
大拇指按住穴道。

2
往腳拇指方向按壓、
搓揉10秒。
哪邊痛按哪邊即可。

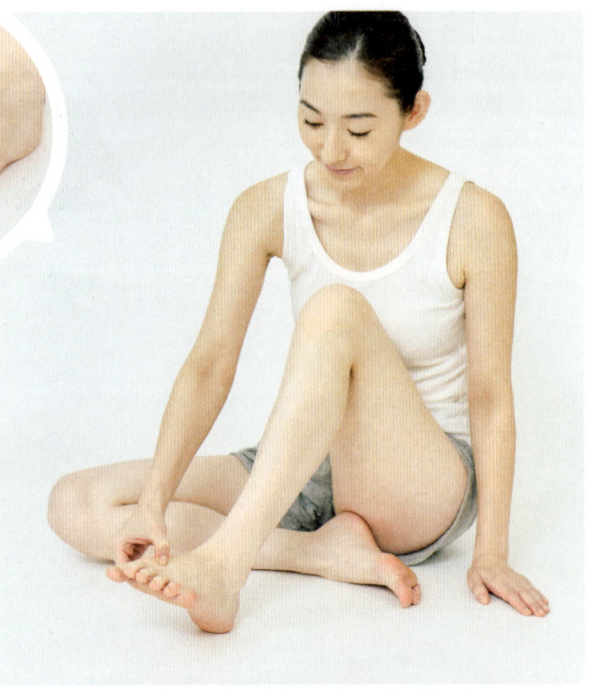

76

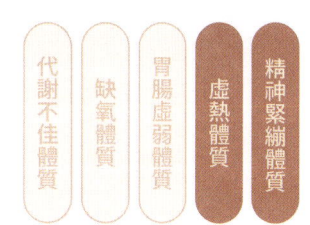

代謝不佳體質　缺氧體質　胃腸虛弱體質　虛熱體質　精神緊繃體質

一遇到雨天或氣壓偏低的日子，總讓人渾身不對勁，主要原因是身體內部跟不上外氣的變化（氣壓、季節轉換）。另外，眼窩深處疼痛難耐型的偏頭痛，普遍認為與肝經阻塞有關。

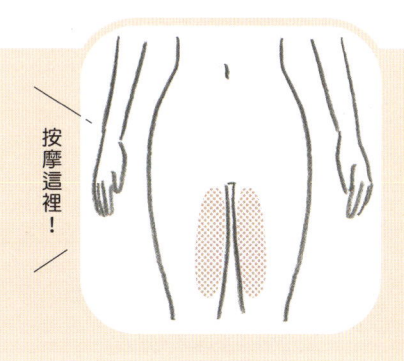

按摩這裡！

(大腿內側按摩術)

肝經是活血化瘀的經絡，它會行經大腿內側。由於偏頭痛多為身體血液循環欠佳導致的毛病，因此按摩大腿內側可舒緩疼痛感。此外，子宮內也有血流運行，多按摩大腿內側也能有效改善婦科問題。

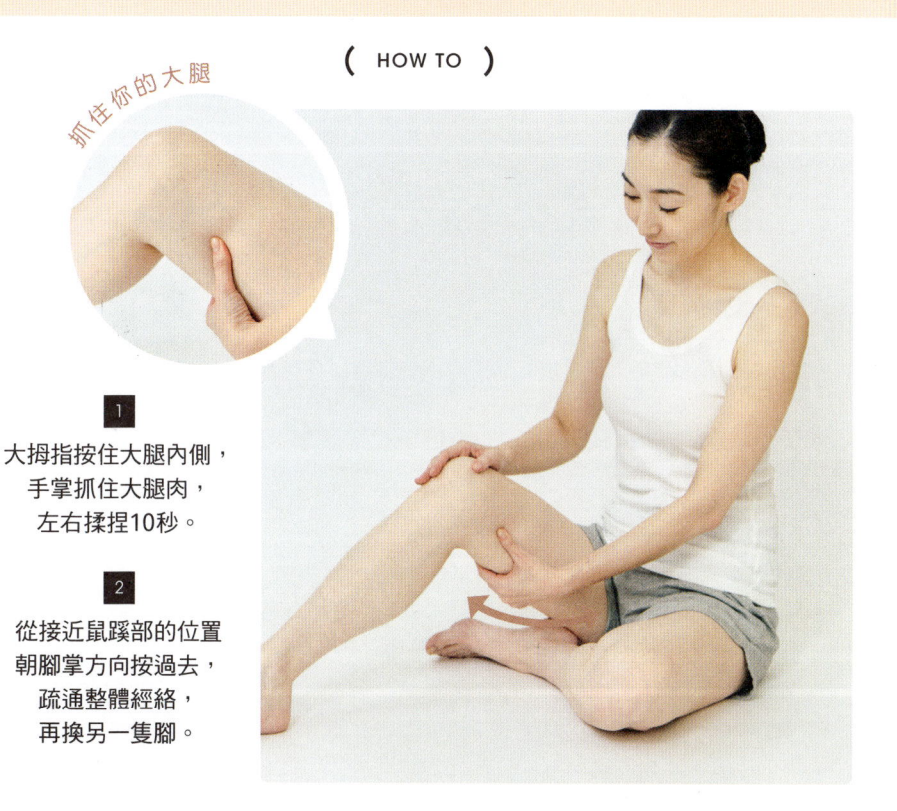

(HOW TO)

抓住你的大腿

1
大拇指按住大腿內側，
手掌抓住大腿肉，
左右揉捏10秒。

2
從接近鼠蹊部的位置
朝腳掌方向按過去，
疏通整體經絡，
再換另一隻腳。

耳鳴、耳塞

耳中傳來「嘰──」「嗶──」聲，有時甚至像被塞子堵住一般，難以接收外界的聲音。

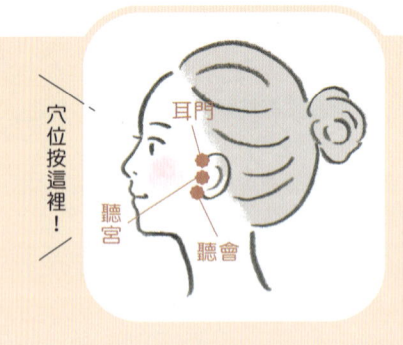

穴位按這裡！
耳門
聽宮
聽會

(穴道按摩法)

耳門、聽宮、聽會，是緩解耳鳴與聽力減退的特效穴道。耳朵裡不僅布滿神經，還是許多經絡行經的通道。

(按壓訣竅)

耳窩靠近臉頰、最上部分的骨骼凹陷處是耳門所在，耳門向下依序經過聽宮、聽會穴，用三指按壓法疏通穴道。

(HOW TO)

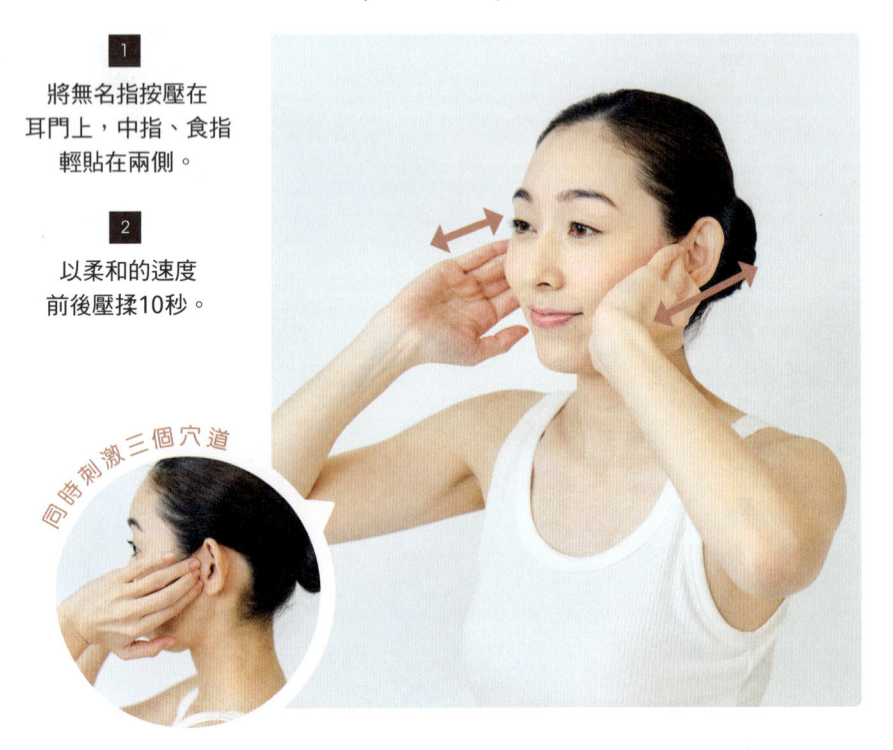

1
將無名指按壓在耳門上，中指、食指輕貼在兩側。

2
以柔和的速度前後壓揉10秒。

同時刺激三個穴道

|代謝不佳體質|缺氧體質|胃腸虛弱體質|虛熱體質|精神緊繃體質|

尖銳的耳鳴聲多半是緊張與疲勞的訊號。不僅如此，耳周血液循環不佳，也可能引發耳朵腫脹的問題，此時會發覺耳朵好像堵住了，出現耳塞這類不舒服的感受。

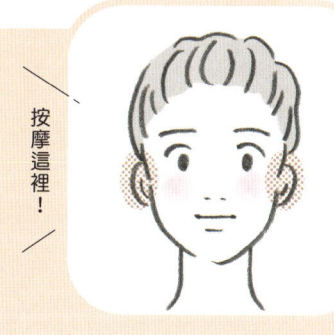

按摩這裡！

(耳朵的伸展運動)

抓住耳朵，向上、中、下方拉扯，刺激內耳、疏通耳周的血液與淋巴循環，就這麼簡單！伸展耳朵也能改善因氣壓變化導致的暈眩感或鼻塞喔。

(HOW TO)

1
大拇指與食指抓住耳朵。

2
向上、中、下方各伸展10秒。

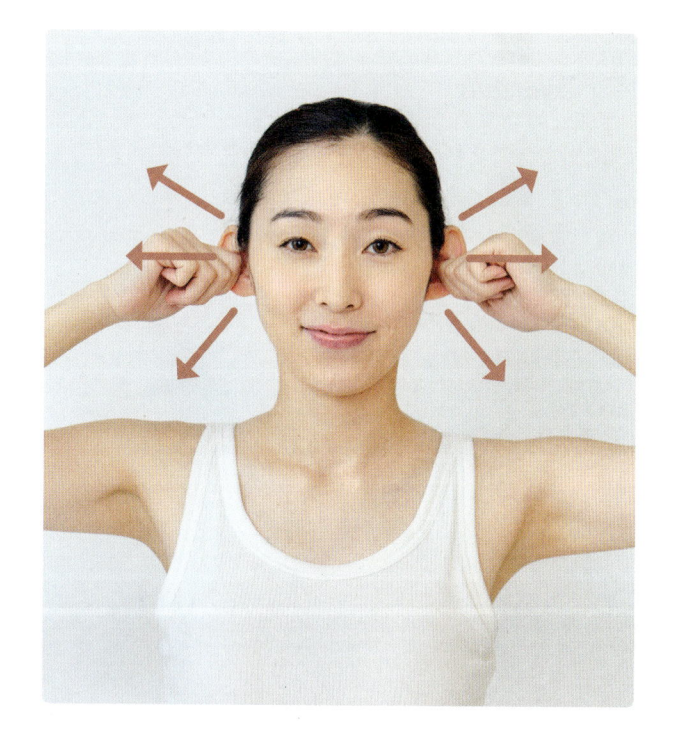

噁心、嘔吐感

一大早就噁心不舒服。
揮之不去的反胃感，
連胸口也悶悶痛痛的。

穴位按這裡！

(穴道按摩法 1)

內關穴，是專門壓抑暈車、噁心想吐而為人所知的穴道，而以內關穴為基準，按摩靠近手腕骨骼邊緣的位置，身體會更舒服點喔。

(按壓訣竅)

內關穴位於手腕橫紋、向手肘約1.5個拇指寬的位置。以拇指按壓穴道即可。

(HOW TO)

1. 大拇指按在內關穴上。

2. 力道輕柔、速度和緩上下搓揉10秒，再換另一隻手。

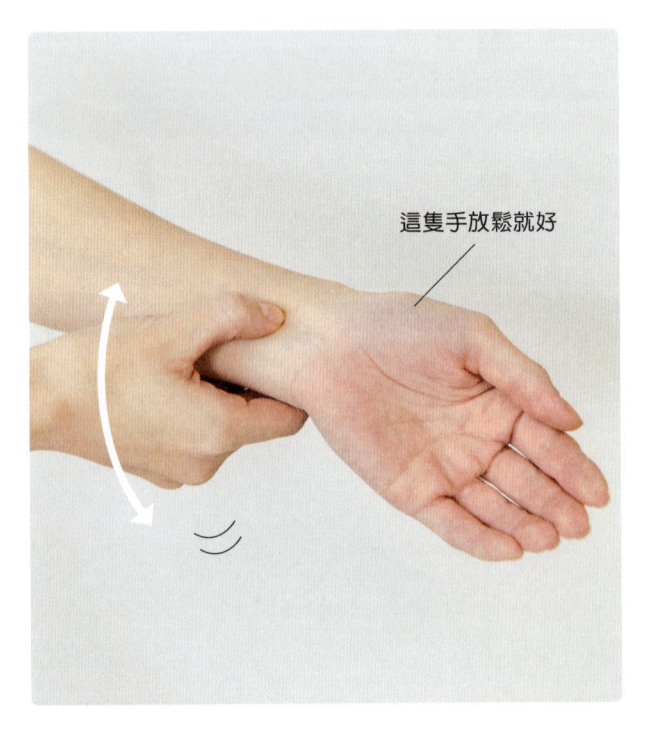

這隻手放鬆就好

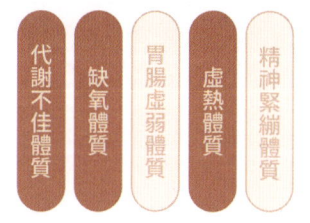

| 代謝不佳體質 | 缺氧體質 | 胃腸虛弱體質 | 虛熱體質 | 精神緊繃體質 |

一日之初,體內的能量循環特別差,人體的代謝也因而變慢。這對掌管平衡感的三半規管影響尤大。循環欠佳,三半規管缺乏動能,身體就會出現噁心想吐等症狀。想驅逐這種不適感,必須調養全身循環,打通行氣之門,讓能量傳遞到身體各處。

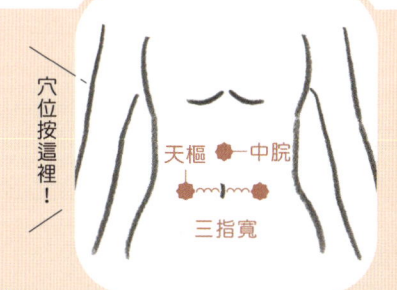

穴位按這裡!

天樞　中脘
三指寬

(穴道按摩法 2)

中脘穴、天樞穴,是胃食道逆流、噁心、打嗝等反胃型消化道症狀的特效穴道。也可以採針灸方式刺激穴道。

(按壓訣竅)

中脘穴位在胸口至肚臍的中心點;天樞穴則位於肚臍左右三指寬之處,用手指摩擦放鬆即可。

(HOW TO)

1
手掌覆蓋在穴位上。

2
一個位置擦揉10分鐘,輪流舒緩、溫熱三個穴道。

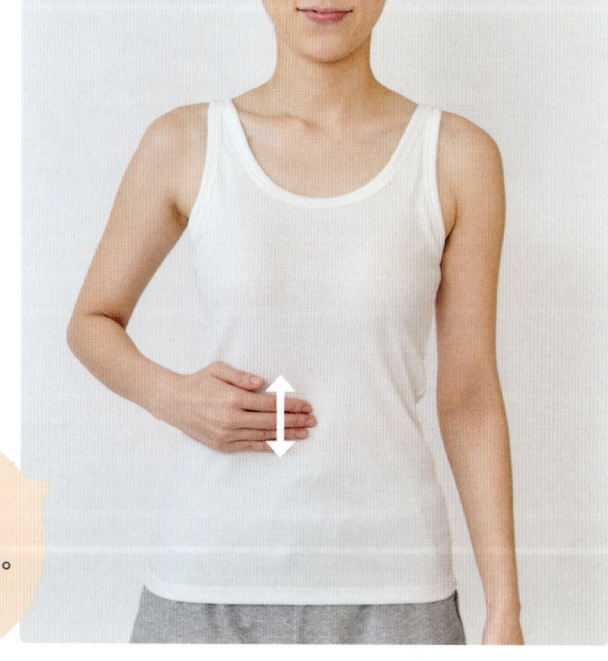

感覺肚子逐漸溫暖起來。

> 食慾不振

難以提起食慾。
才稍微吃點東西,肚子就脹起來,
再也吃不進任何食物……

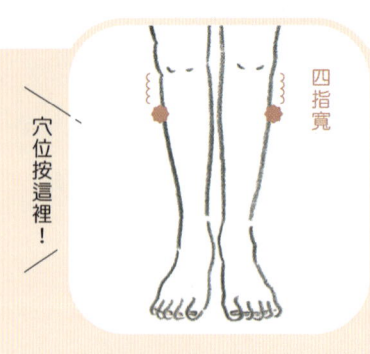

穴位按這裡！

四指寬

（ 穴道按摩法 1 ）

足三里穴,是日本文豪松尾芭蕉曾在《奧之細道》提及的養生穴道。每天刺激穴道,可強化胃部機能。

（ 按壓訣竅 ）

先找到膝蓋骨外側下方的凹陷處,用拇指刺激位於凹陷處約四指寬的陷落點。

（ HOW TO ）

像掐住腿部一樣

1
雙手大拇指
按住穴道的位置。

2
徐緩地上下搓揉10秒,
再換另一隻腳。

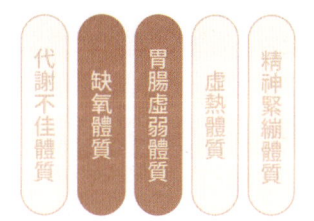

代謝不佳體質　缺氧體質　胃腸虛弱體質　虛熱體質　精神緊繃體質

體內精氣短缺，會讓人失去吃的「動力」。身體的疲勞與緊繃，為循環功能帶來負面影響，使肌肉、血管收縮，此時會感到咽喉緊緊的，胃部也無法發揮正常功能，食慾也就消失了。

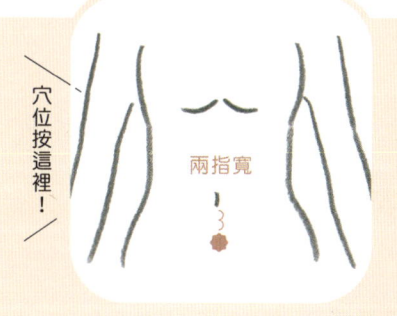

穴位按這裡！

兩指寬

（ 穴道按摩法 2 ）

氣海穴，意味著該穴道是溫陽益氣的能量海洋。除了按摩之外，也推薦針灸、熱水袋、泡湯等方式熱敷穴道。

（ 按壓訣竅 ）

肚臍正下方約兩指寬的地方，用三指按壓法刺激穴道。

(HOW TO)

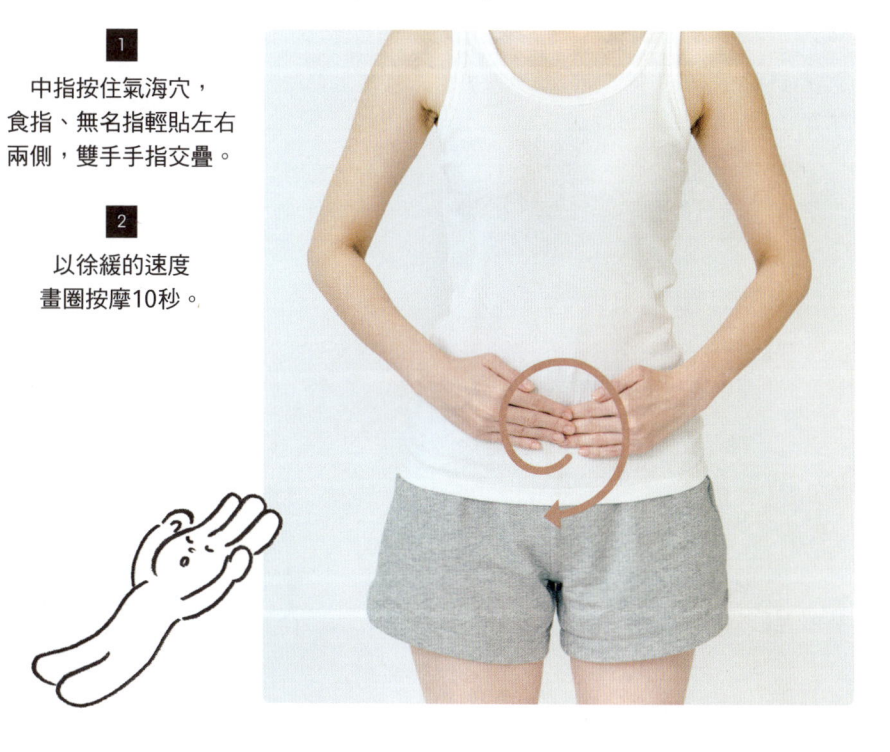

1. 中指按住氣海穴，食指、無名指輕貼左右兩側，雙手手指交疊。

2. 以徐緩的速度畫圈按摩10秒。

PMS、經痛

生理期來臨前總是情緒低落，動不動就發脾氣。
生理痛也比以往強烈，難以忍受。

穴位按這裡！

向外三指寬
向下三指寬

（ 穴道按摩法 1 ）

大巨穴，是與胃經息息相關的穴道，能治療生理與生殖系統問題，也有助於改善便秘。若按壓時有痛感，代表體內血液循環需要加強。

（ 按壓訣竅 ）

肚臍向側腹約三指寬，再從該點向下三指寬的位置。

（ HOW TO ）

1
中指貼在穴道上，手掌呈現捏住肚子一樣的姿勢。

2
以舒適的速度畫圈按摩10秒。

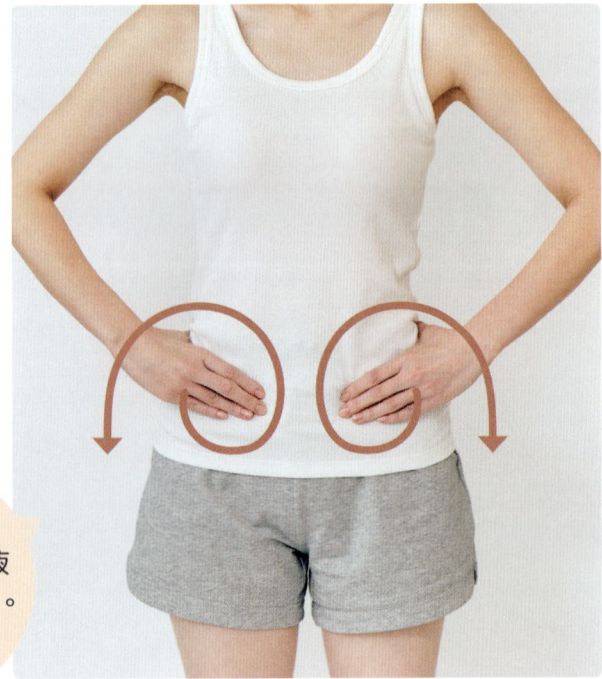

感受體內的血液暢行無阻的樣子。

84

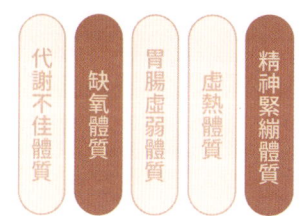

代謝不佳體質　缺氧體質　胃腸虛弱體質　虛熱體質　精神緊繃體質

經前症候群(PMS)是荷爾蒙變化，打亂了體內平衡、導致情緒不穩。而且，壓力與煩悶感使人繃緊神經，流向子宮的血液循環變差，經痛的情況也比平常更嚴重。

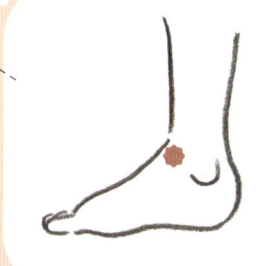

穴位按這裡！

(穴道按摩法 2)

中封穴，是幫助人體疏肝理氣的穴道。生理期前與生理期間，肝火旺盛會引來各種身體病症，而刺激中封穴能調養肝臟，緩解相關症狀。

(按壓訣竅)

中封穴位於內腳踝前方的凹陷處。立起腳腕找尋穴位更輕鬆。採拇指按壓法。

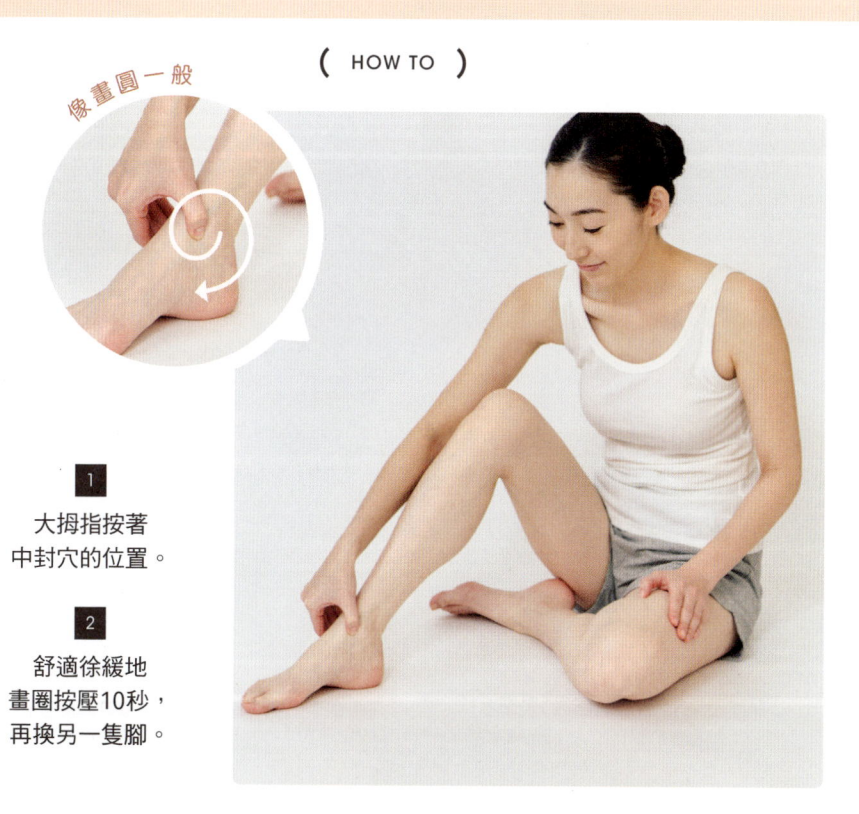

(HOW TO)

像畫圓一般

1
大拇指按著中封穴的位置。

2
舒適徐緩地畫圈按壓10秒，再換另一隻腳。

胃痛、胸部燒灼

最近，時不時胃痛。
大多伴隨著食慾不振，
或是火燒心的不適感。

穴位按這裡！

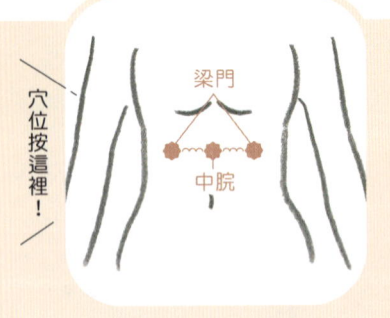

梁門
中脘

（ 穴道按摩法 ）

中脘穴、梁門穴，是緩解胃痛或胃脹氣的穴道。針灸或熱敷的效果也不錯。

（ 按壓訣竅 ）

中脘穴位在胸口至肚臍的正中央；梁門則由中脘穴起，向左右側腹約三指寬的位置。

（ HOW TO ）

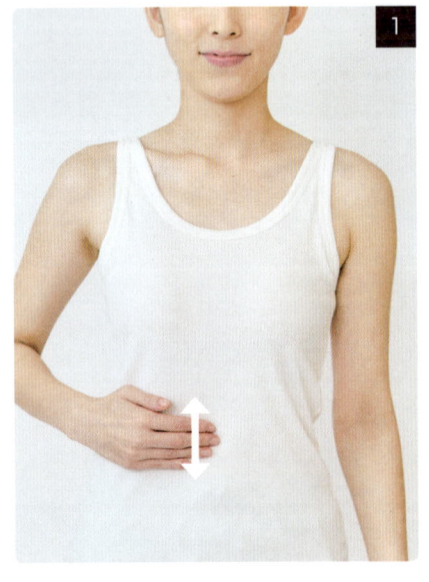

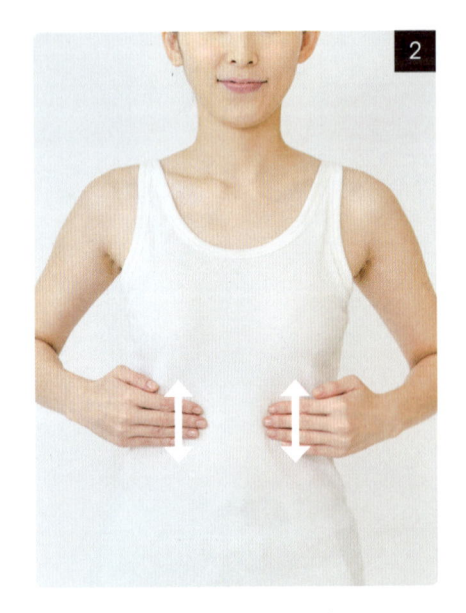

2. 中指壓著左右梁門穴的位置，以三指按壓法上下摩擦10秒。

1. 中指壓在中脘穴的位置，以三指按壓法上下摩擦10秒。

| 代謝不佳體質 | 缺氧體質 | 胃腸虛弱體質 | 虛熱體質 | 精神緊繃體質 |

身體容易緊繃的人，經常會出現胃痛或火燒心的問題，這些症狀往往是胃食道逆流導致。一旦人體繃緊，胃部上方的橫膈膜會拉扯僵硬，進而影響胃部的運作，也就是消化不良、胃食道逆流的原由。

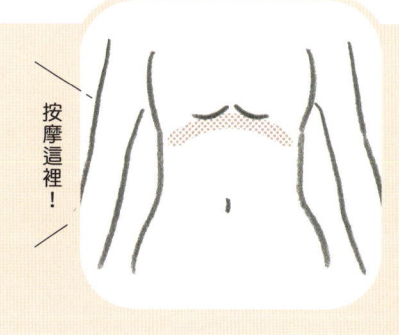

按摩這裡！

（　橫膈膜伸展運動　）

橫膈膜是位於胃與肝臟的上方、肺部下方的肌肉（筋膜）。橫膈膜僵硬，是引起胃食道逆流或胃痛等病症的原因。放鬆橫膈膜，有助於提高胃部運作效率，讓肺部獲得更多活動空間，得以通暢地大口呼吸。

(HOW TO)

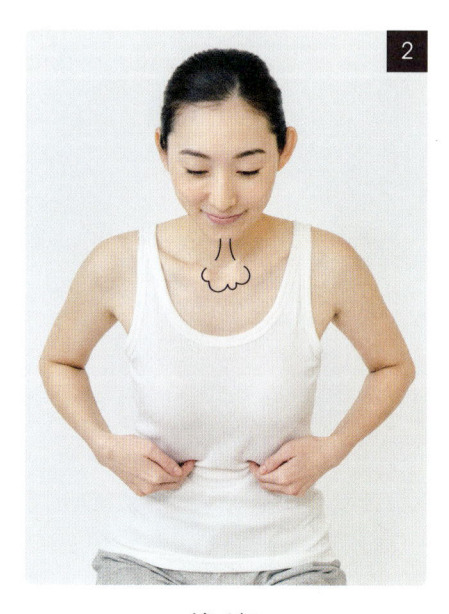

2

一邊吐氣，
一邊將上半身向前傾，
吸氣時回到原位，重複10次。

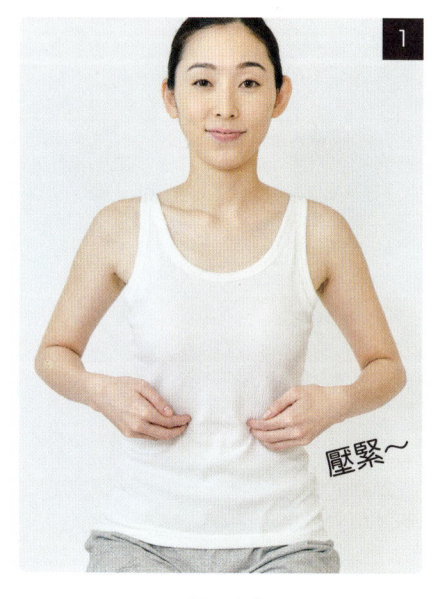

1

壓緊～

四根手指頭
按進肋骨下方處。

便祕

長期受便秘所困，只能靠藥物來解決。但總覺得排泄不乾淨，一點都不舒暢。

穴位按這裡！

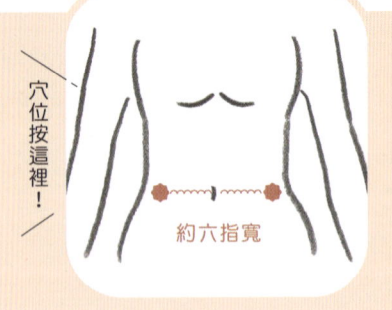

約六指寬

（ 穴道按摩法 1 ）

大橫穴，是調養脾經的穴道，位於腸道的轉角處，此處也是糞便容易阻塞的地方。通過刺激穴道，能幫助排泄暢通。

（ 按壓訣竅 ）

從肚臍向側腰約六指寬的位置，以中指刺激穴道。

(HOW TO)

1
中指按住大橫穴，手掌捏住腰部，力度適中即可。

2
一邊畫圓按壓10秒。

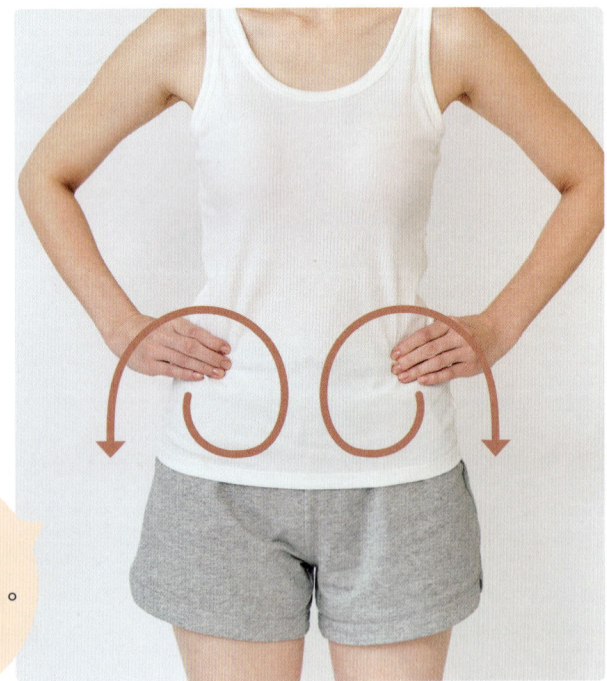

想像腸道裡來了一場大掃除。

88

代謝不佳體質　缺氧體質　胃腸虛弱體質　虛熱體質　精神緊繃體質

當人體缺乏促動腸胃蠕動的能量，或者身體緊繃使得腸道蠕動變慢，就容易有便秘的困擾。此外，身體若有發炎反應，無法清除體內餘熱，糞便會因此硬化（受熱乾燥），即使用力也難以排出。

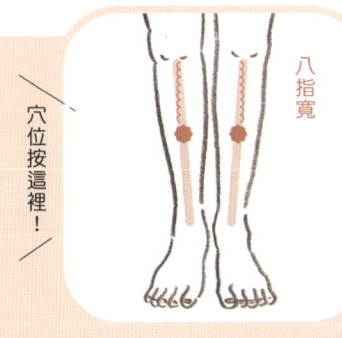

穴位按這裡！

八指寬

(穴道按摩法 2)

上巨虛，普遍認為此穴道是大腸下合穴。上巨虛是便秘的反應點（反應病痛的穴位），也是預防大腸疾病的穴道。

(按壓訣竅)

膝蓋骨下方的凹陷處往下約八指寬，沿著膝蓋骨凹陷與腳腕中點的連線位置。採拇指按壓法按摩穴道。

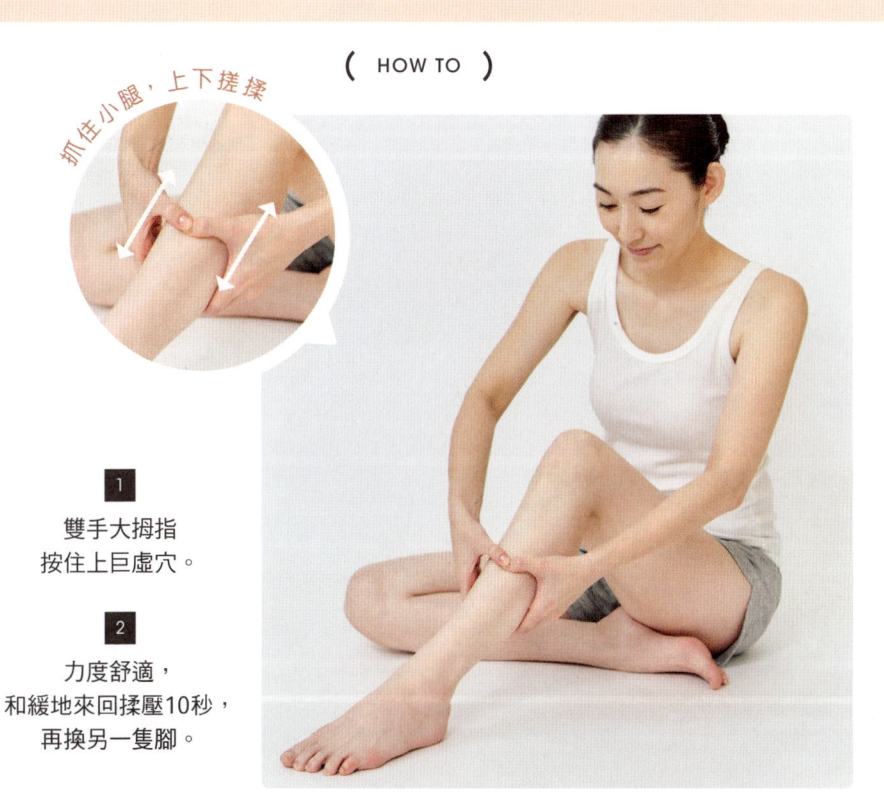

(HOW TO)

抓住小腿，上下搓揉

1
雙手大拇指按住上巨虛穴。

2
力度舒適，和緩地來回揉壓10秒，再換另一隻腳。

雙腿的冰冷始終不散，
甚至刺骨寒氣讓人難以入睡。
無論春夏秋冬，下肢總是冷冰冰。

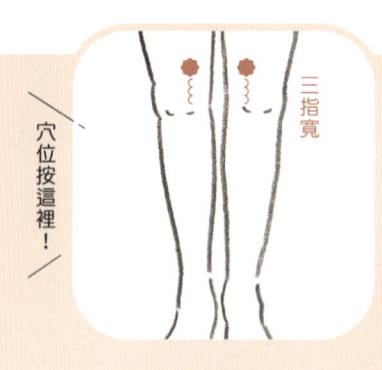

怕冷、失眠

穴位按這裡！

三指寬

（ 穴道按摩法 1 ）

血海穴，顧名思義是血液聚集的穴道。按壓穴道有助促進血液循環，改善四肢虛冷的問題。針灸、熱敷穴道的效果亦佳。

（ 按壓訣竅 ）

膝蓋骨上方，稍微靠近大腿內側約三指寬的地方。以大拇指按摩，紓通經絡。

（ HOW TO ）

像在畫圓一樣

1
右手按右腳，
左手按左腳，
大拇指按住穴道。

2
畫圓揉壓10秒，
再換另一隻腳。

90

雙腿末梢寒冷的原因有很多，像是代謝不良、缺乏肌肉、血液循環欠佳等。「頭寒足熱」是身體強健的證明，關鍵在於讓血液順暢地流到腿部，就能將上半身的「熱」傳遞到下半身，達到理想的身體狀態。

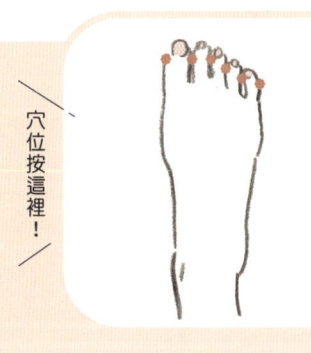

代謝不佳體質　缺氧體質　胃腸虛弱體質　虛熱體質　精神緊繃體質

穴位按這裡！

（ 穴道按摩法 2 ）

井穴※，如P.41介紹過的內容（手部），刺激腳趾指緣的井穴，有助於血液流動到雙腿末梢。建議末梢冰冷體質的讀者每天按壓一次。

（ 按壓訣竅 ）

用兩根手指抓住腳趾指緣的兩側，刺激穴道。

※註：位於手足末端，統稱為井穴。

（ HOW TO ）

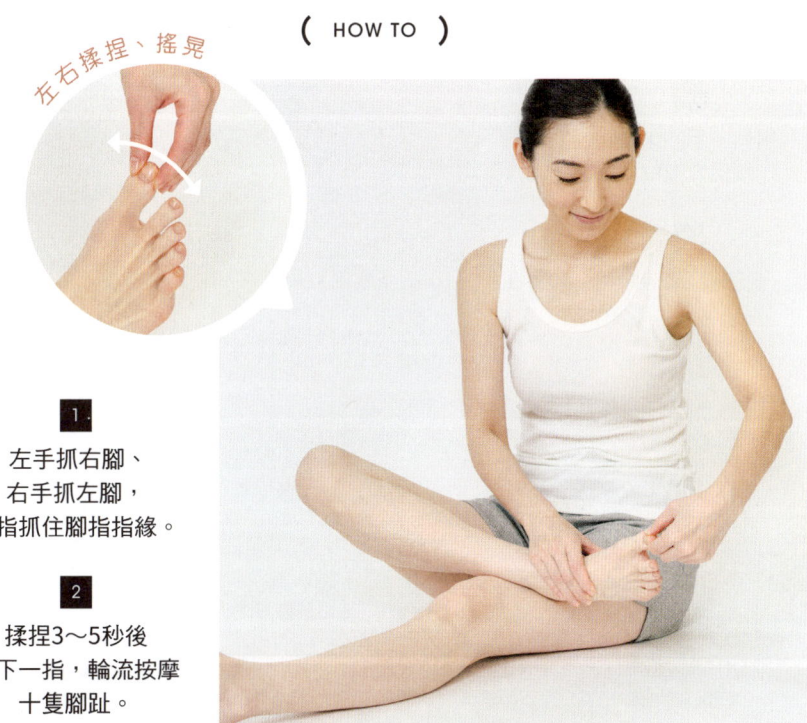

左右揉捏、搖晃

1.
左手抓右腳、
右手抓左腳，
手指抓住腳指指緣。

2.
揉捏3～5秒後
換下一指，輪流按摩
十隻腳趾。

> 鼻水倒流,卡在喉嚨裡變成痰。
> 褪不去的異物感使人整夜咳痰,
> 　　　　難以睡個安穩覺。

過敏性鼻炎、鼻涕倒流

穴位按這裡!

四指寬

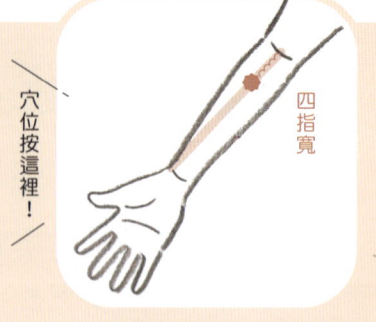

(穴道按摩法 1)

孔最穴,是肺經氣血聚集之處,此穴位與鼻腔、咽喉等器官相通,因此有強化呼吸道器官功能的作用。

(按壓訣竅)

手肘橫紋中點與靠拇指側的手腕橫紋處連成一線,從手肘橫紋向手腕約四指寬的地方,採拇指按壓法刺激穴道。

(HOW TO)

1 用另一手的大拇指按住穴道處。

2 畫圓揉壓10秒,再換另一隻手。

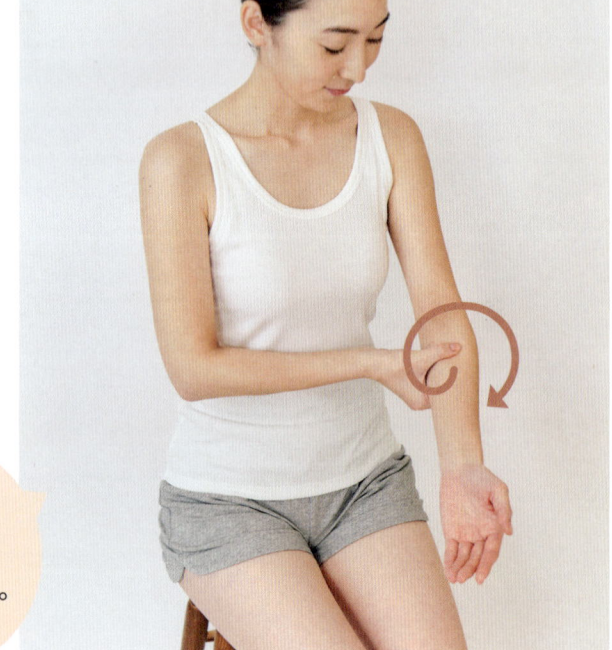

想像全身呼吸道系統都「升級」了。

92

代謝不佳體質　缺氧體質　胃腸虛弱體質　虛熱體質　精神緊繃體質

鼻炎等病症中，淤積在體內的虛熱會讓鼻水變得非常黏稠；另外，鼻水的流速會因緊繃或供血不足而變緩。即便正常的鼻水分泌量約為1公升，在上述條件的作用下，鼻水的分泌量增多，鼻涕倒流的狀況更加惡化。

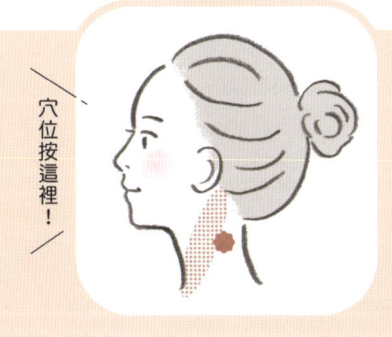

穴位按這裡！

（ 穴道按摩法 2 ）

天窗穴，此處的「窗」，是指嘴巴、鼻子、耳朵等空氣由人體向外溢散的管道。因此按壓此穴位有助於改善鼻塞，緩解喉嚨的不適感。

（ 按壓訣竅 ）

穴位在脖頸兩側，與喉結同高；捏住胸鎖乳突肌時，後緣的位置就是天窗穴。

(HOW TO)

1
以大拇指跟食指捏住胸鎖乳突肌。

2
力度輕柔地前後搓揉10秒，再換另一邊。

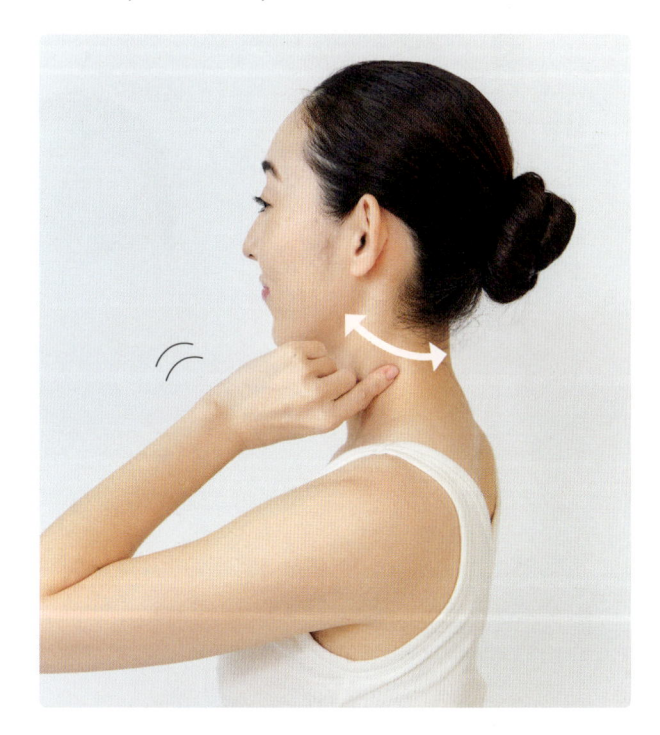

鼻塞、鼻炎

一到夜晚,鼻子就塞個不停,呼吸新鮮空氣成了奢望,更別提好好睡覺了!

穴位按這裡!

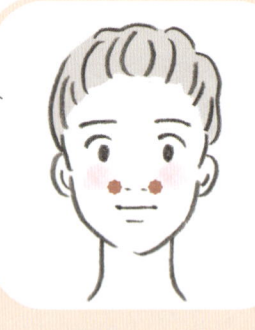

（ 穴道按摩法 ）

迎香穴,是疏通鼻竅的穴道,有助患者克服鼻塞、流鼻水問題。刺激迎香穴能迅速打開鼻腔,是即效性穴道。

（ 按壓訣竅 ）

以食指刺激鼻翼兩側凹陷處的穴道,用力壓也沒問題!

(HOW TO)

1
食指按住迎香穴的位置。

2
維持和緩的速度,上下搓揉10秒。

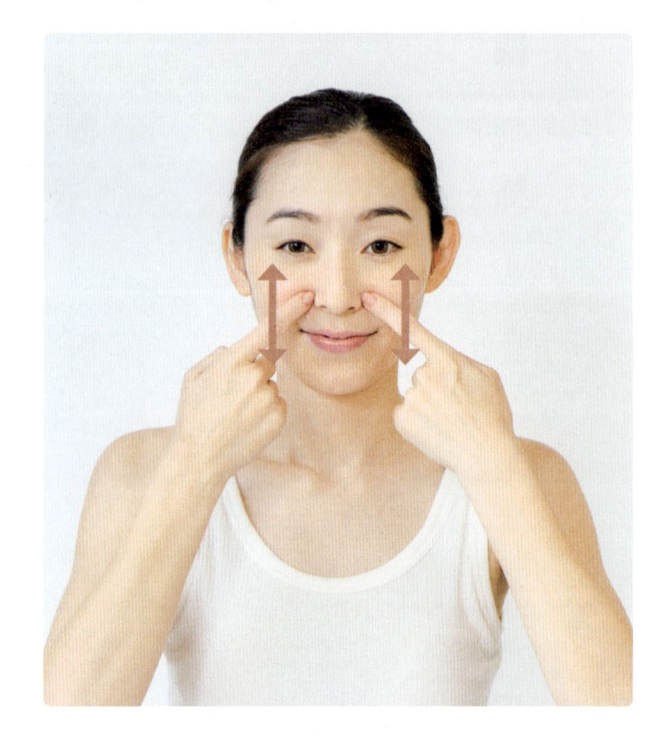

| 代謝不佳體質 | 缺氧體質 | 骨腸虛弱體質 | 虛熱體質 | 精神緊繃體質 |

鼻子是與耳朵相通的器官，擔負排除體內空氣的要角。同時，鼻子也與喉嚨相接，所以喉道的阻塞也會引發鼻塞的病症。除此之外，前額與顴骨周圍肌肉緊繃，也是影響鼻腔通透性的重要因素。

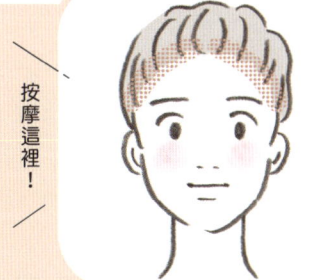

按摩這裡！

(前額肌肉按摩術)

前額靠近髮際線的位置，存在與鼻子相通的穴道，鼻塞的時候這邊多半也會緊繃僵硬。揉一揉這塊肌肉，促進血液流通，緩解鼻塞。

(HOW TO)

1 四根手指按住前額的髮際線。

2 放緩力度前後搓揉，同時沿著髮際線變換按壓的位置，按摩前額區塊10秒。

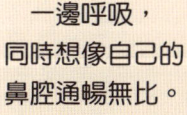

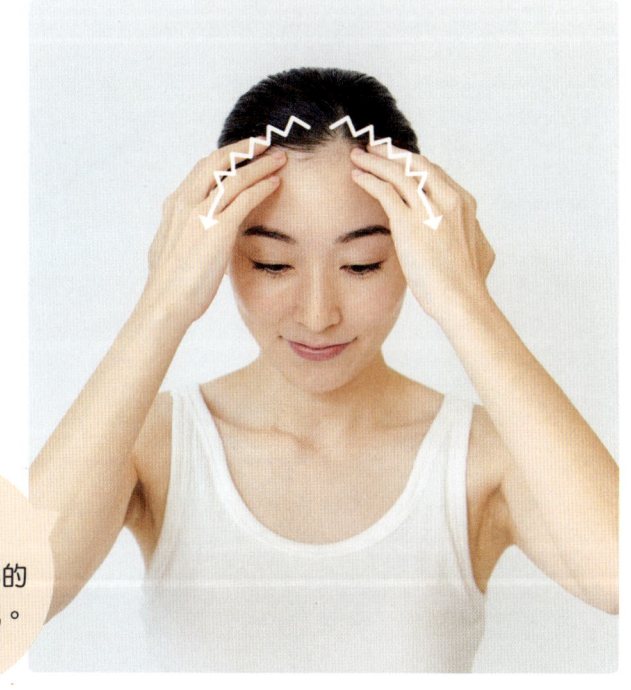

一邊呼吸，同時想像自己的鼻腔通暢無比。

95 | PART 2 | 讓人隱隱作痛、全身不舒暢的惱人病症

突發性
身體不適

> 因外在因素引發的

本書最後一章將揭開特定因素造成的身體困擾，像是季節轉換、年齡增長或體內荷爾蒙改變等外在因素。這類病症與患者本身的意識無關，更不是個人的生活習慣招來的毛病，較為接近「吃到不乾淨的食物，因而掛病號」這種被動狀況，與更年期症狀、落枕或扭到腰相同，都是突如其來、碰上了就得面對的病症。在面對疾病時，首要之務是停止責怪自己。它們只會暫時地困擾我們的生活，而不會跟著我們一輩子。

當你身陷疾病的困擾時，肯定會痛苦不堪，但是，除了採取穴道按摩的方式緩和病痛，更重要的是要保持著「總有一天痊癒」的樂觀心態，放鬆以對。

更年期症候群、早發性更年期

腦袋像著火般熱烘烘，
伴隨頭痛和暈眩，甚至噁心到
反胃嘔吐，冷汗直流。

穴位按這裡！

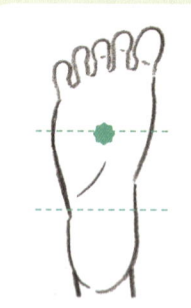

（ 穴道按摩法 1 ）

湧泉穴，腎經通過的穴道，也是人體脈氣湧出之處。按壓湧泉穴有養腎、提高腎功能的作用。

（ 按壓訣竅 ）

彎折腳趾時，腳底板上方三分之一處的凹陷處，以拇指按壓法活絡穴道。

（ HOW TO ）

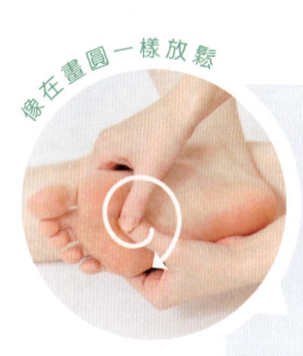

像在畫圓一樣放鬆

1
雙手大拇指
按住湧泉穴。

2
和緩地畫圓按壓10秒，
再換另一隻腳。

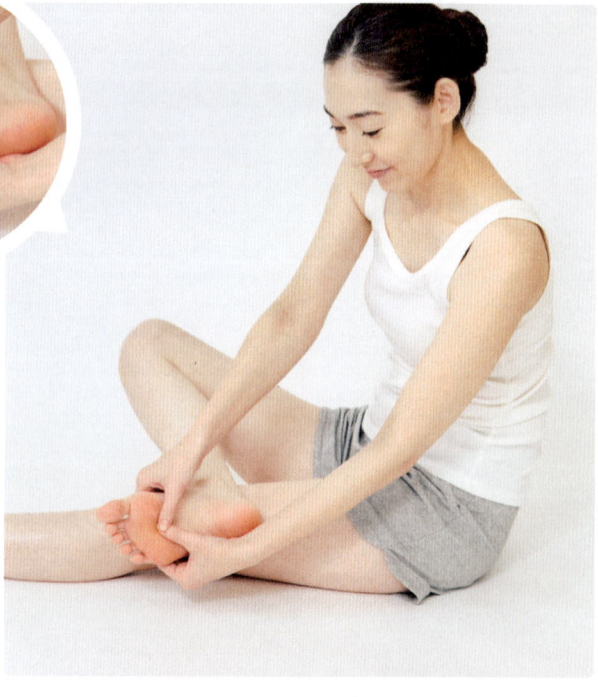

98

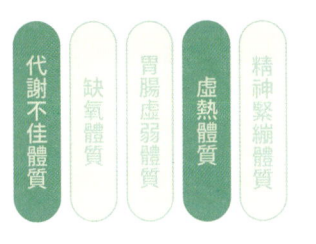

代謝不佳體質　缺氧體質　胃腸虛弱體質　虛熱體質　精神緊繃體質

邁入更年期，上半身經常感到燥熱，彷彿有火在燃燒。當感到壓力、思慮過多或過於勞累時，「熱氣」更容易上衝至頭部。不過，只要消解聚積在頭部的熱，就能緩解頭痛、暈眩這類身體毛病。

穴位按這裡！

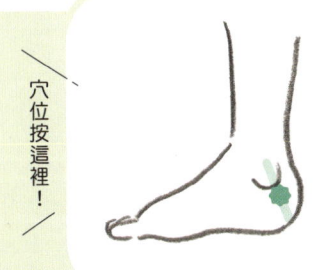

（ 穴道按摩法 2 ）

水泉穴，因其是帶有水性的穴道，所以有驅熱的效果。別稱為郄穴，常用在治療突如其來的不適症狀。

（ 按壓訣竅 ）

腳內踝與腳後跟連成一線，線段中點就是水泉穴，用拇指刺激穴道。

（ HOW TO ）

感覺愈按愈熱

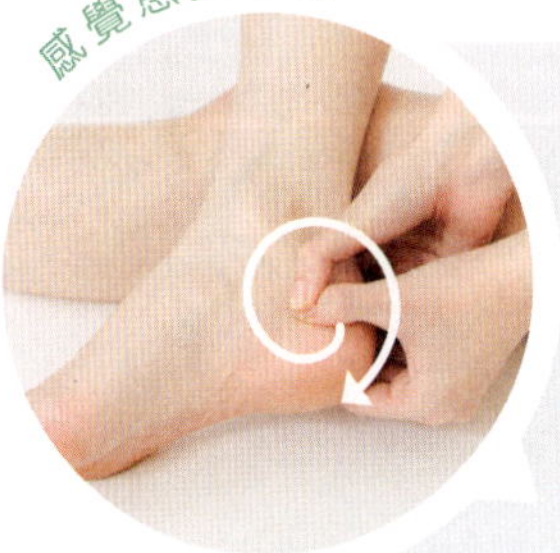

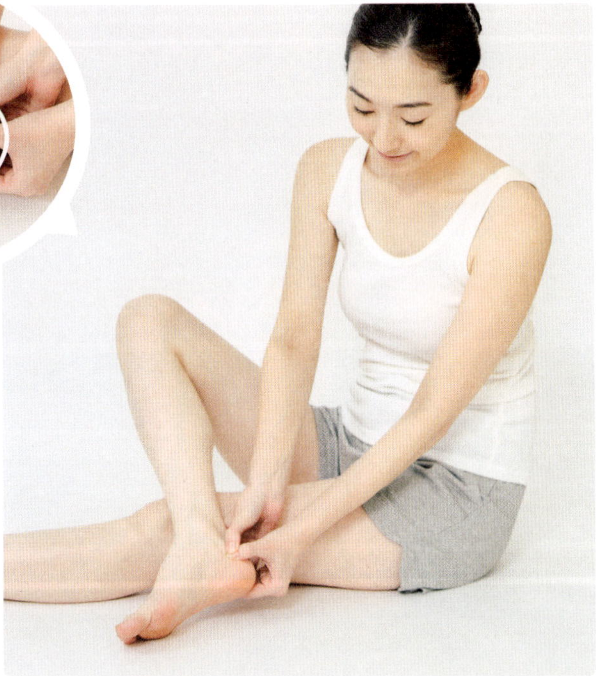

1 雙手拇指按住穴道的位置。

2 緩慢舒適地畫圓按壓10秒，再換另一隻腳。

99 | PART 2 | 突發性身體不適

熱潮紅、多汗

上半身易上火，頭皮、脖子等滿是汗水，然而下半身卻冷冷冰冰。

穴位按這裡！

（ 穴道按摩法 1 ）

尺澤穴，是肺經的穴位，因其具有水的性質，所以能緩和因體熱引發的症狀，例如潮熱紅（hot flash）。

（ 按壓訣竅 ）

手腕橫紋處正中央稍微偏向大拇指側的凹陷處，用拇指揉壓穴道。

HOW TO

1
大拇指按住穴道的位置。

2
速度和緩地畫圓按壓10秒，再換另一隻手。

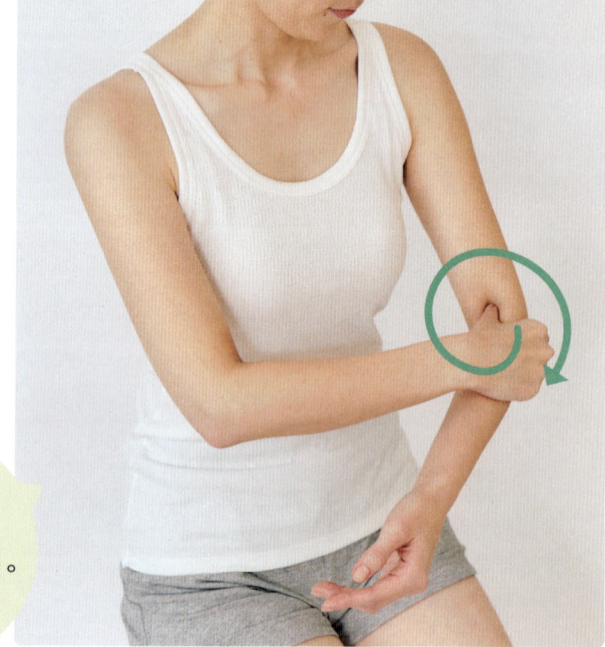

想像熱氣從體內逸散出去。

100

| 代謝不佳體質 | 缺氧體質 | 胃腸虛弱體質 | 虛熱體質 | 精神緊繃體質 |

上半身積熱、下半身寒冷是更年期的典型症狀。只要好好為身體降溫,就能緩和不適;為自己保留一段紓壓時間,同時放空腦袋,身體放鬆,人也輕鬆。

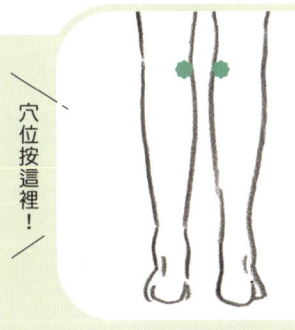

穴位按這裡!

(穴道按摩法 2)

陰谷穴,屬腎經的穴位,具有水的性質,有助於抑制更年期「上熱下寒」等病症。

(按壓訣竅)

曲膝,穴道位於膝窩橫紋內側、兩條粗大的肌腱之間,用拇指按壓穴位、給予刺激。

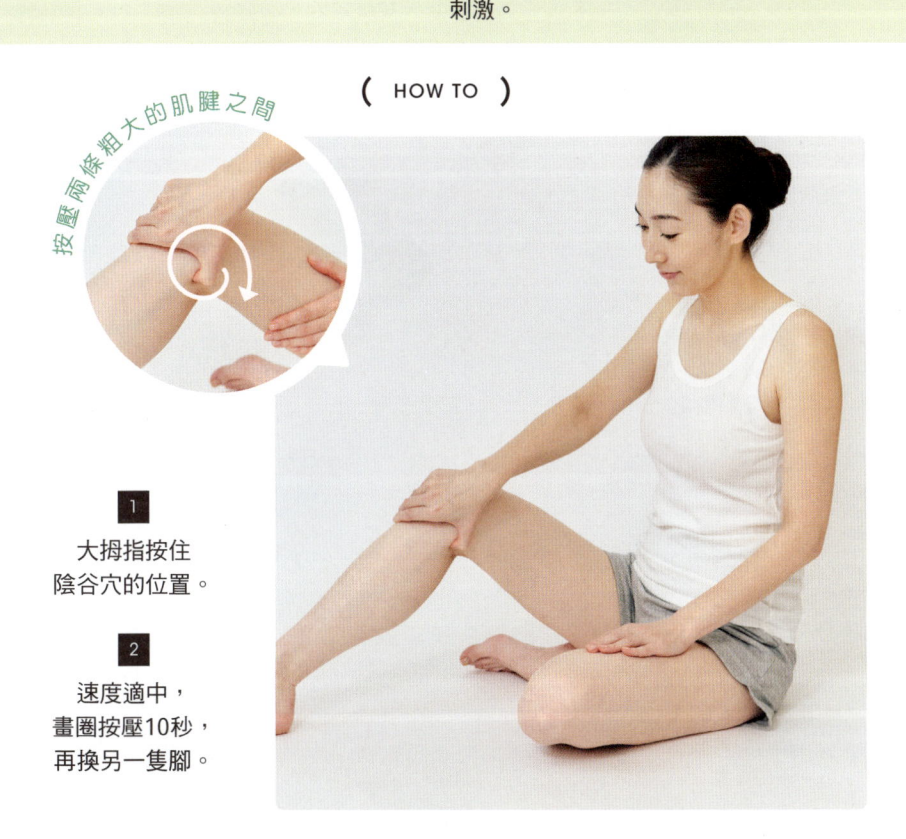

(HOW TO)

按壓兩條粗大的肌腱之間

1
大拇指按住陰谷穴的位置。

2
速度適中,畫圈按壓10秒,再換另一隻腳。

落枕

季節轉換之際，
睡著睡著就落枕了。
一覺醒來，脖頸僵硬、一扭就痛。

穴位按這裡！

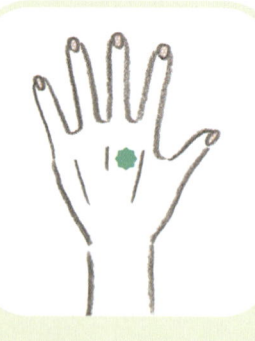

（ 穴道按摩法 1 ）

落枕，是「頸部肌肉拉傷」的俗稱，也是對應穴位的名字，穴道位於手背，是專門針對落枕症狀。

（ 按壓訣竅 ）

先找到食指與中指間的關節，其下方即為落枕穴。用拇指按壓靠近食指側的位置，按摩穴道。

(HOW TO)

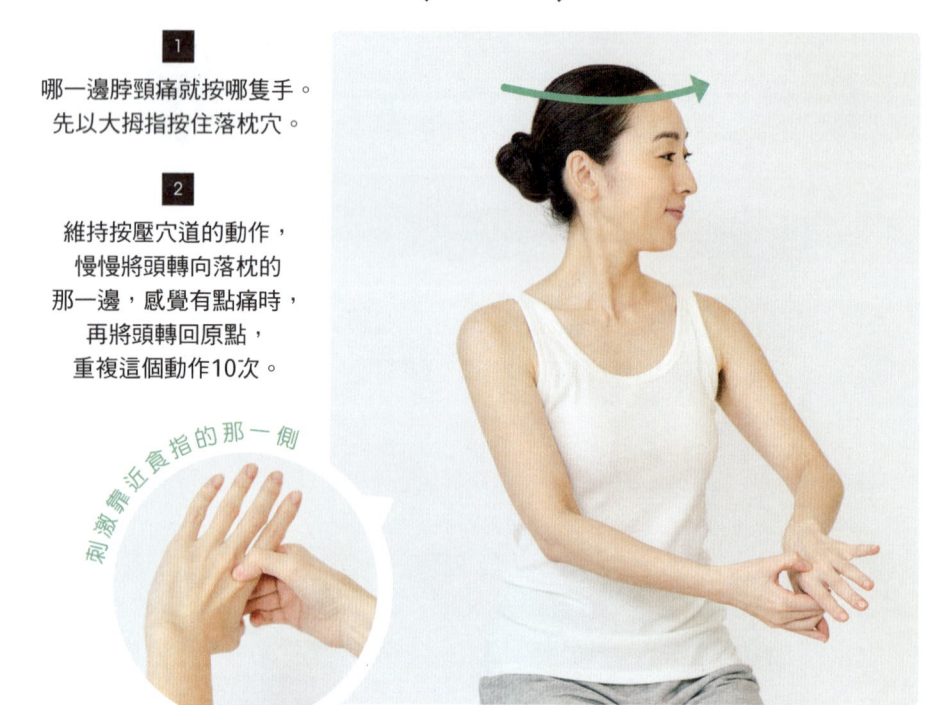

1
哪一邊脖頸痛就按哪隻手。
先以大拇指按住落枕穴。

2
維持按壓穴道的動作，
慢慢將頭轉向落枕的
那一邊，感覺有點痛時，
再將頭轉回原點，
重複這個動作10次。

刺激靠近食指的那一側

代謝不佳體質　缺氧體質　胃腸虛弱體質　虛熱體質　精神緊繃體質

當身體跟不上外在氣溫變化或季節轉變，很可能引發落枕。這是由於人體的肌肉、皮膚與血管等各種體內器官，會跟著外氣（溫度、氣流）變化而有所改變。

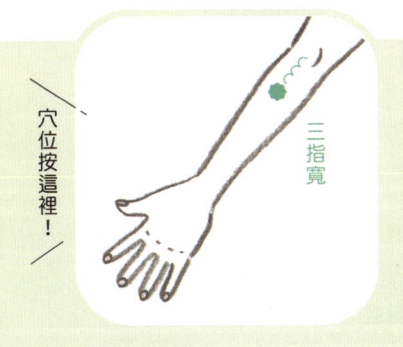

穴位按這裡！

三指寬

(穴道按摩法 2)

手三里穴是經絡通往頸部的重要穴位，對緩解頸部與肩膀的僵硬特別有效。

(按壓訣竅)

手肘彎曲時，從橫紋處向手腕約三指寬的位置。採拇指按壓法刺激穴道。

(HOW TO)

1
大拇指按住手三里穴。

2
以和緩的速度揉捏手腕10秒。

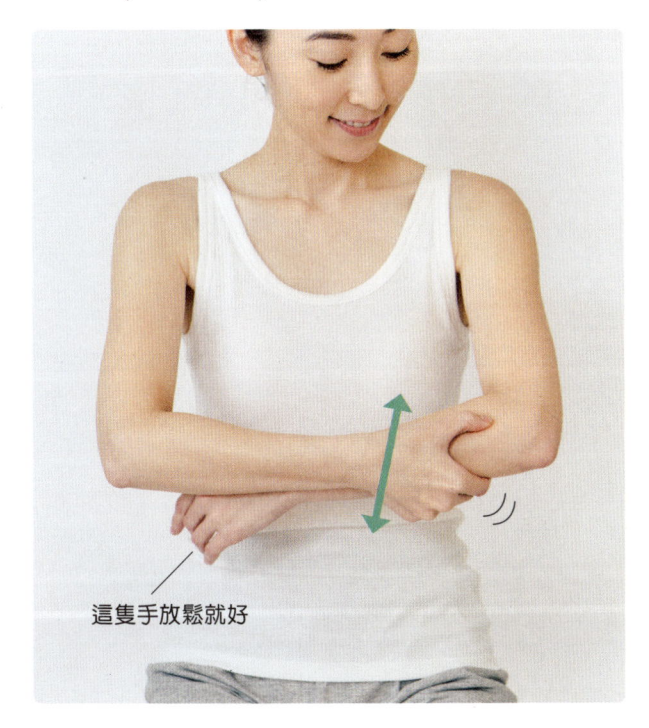

這隻手放鬆就好

103　|　PART 2　|　突發性身體不適

抽筋、腿部痙攣

正作著香甜的夢，
小腿突然猛地抽筋，
嚇得人立刻醒過來。

穴位按這裡！

（ 穴道按摩法 1 ）
承山穴，是行經膀胱經的穴道，具有緩和小腿緊繃的功用。

（ 按壓訣竅 ）
以拇指按壓位於小腿肚中央的承山穴，給予刺激。

（ HOW TO ）

大拇指交疊按壓

1
針對抽筋那隻腿，
雙手大拇指
按住穴道。

2
舒服和緩地
畫圈按壓10秒。

104

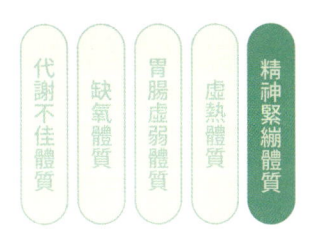

代謝不佳體質　缺氧體質　胃腸虛弱體質　虛熱體質　**精神緊繃體質**

除了因過度使用肌肉之外，身體緊繃、血液循環失衡也會引起腿部痙攣。此外，心理狀態也會影響身體，當生氣、煩躁的情緒變得強烈時，肌肉與血管也會隨之收縮，導致抽筋。

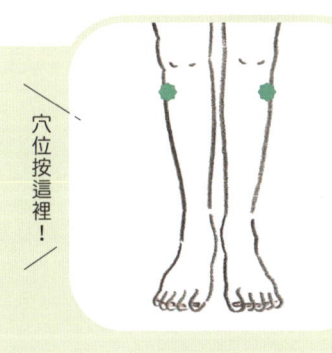

穴位按這裡！

（ 穴道按摩法 2 ）

陽陵泉，是膽經的穴道，又稱為筋會，專治肌肉緊繃或弛緩不收等症狀。

（ 按壓訣竅 ）

屈膝，膝蓋骨下方有塊突起的骨骼，沿著這塊骨頭向外側摸索，會碰到另一個突起骨，其下方凹陷處就是陽陵泉。

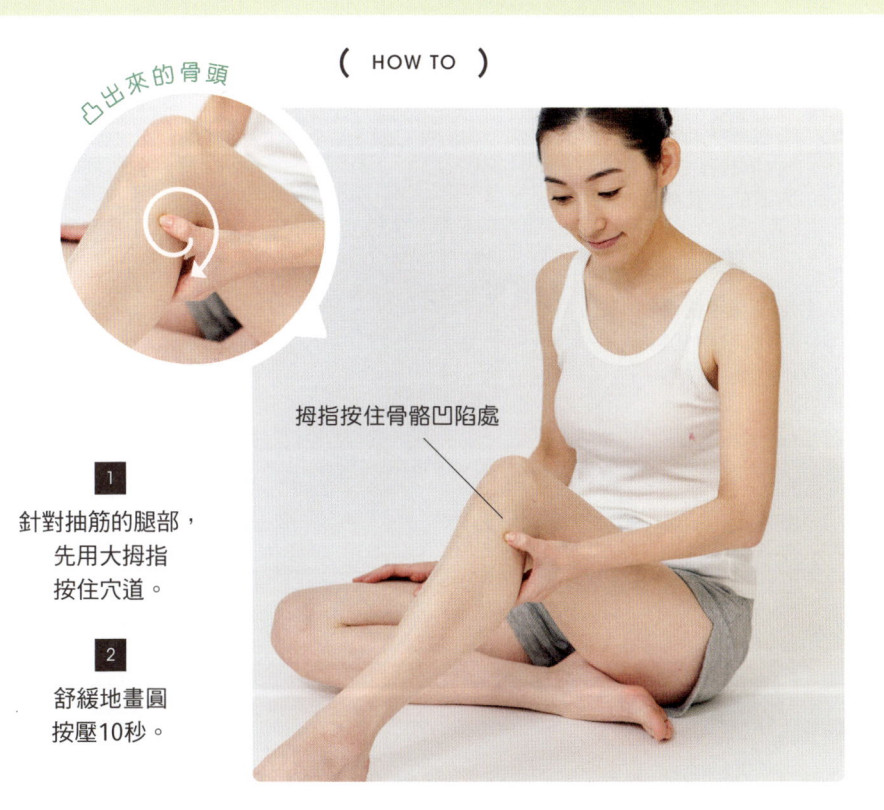

凸出來的骨頭

（ HOW TO ）

拇指按住骨骼凹陷處

1
針對抽筋的腿部，先用大拇指按住穴道。

2
舒緩地畫圓按壓10秒。

> 閃到腰、腰痛

明明沒提重物，卻在隨意一轉身時閃到腰，痛得彎腰不起。

穴位按這裡！

一指寬

（ 穴道按摩法1 ）

通里穴，是心經絡穴，常用於治療腰痛，還具有清心安神、放鬆情緒之效。

（ 按壓訣竅 ）

手掌向上，沿著手腕橫紋往小拇指側摸索，碰到骨頭停止，再從骨骼向手肘大拇指一指寬的骨骼邊際線上。用拇指刺激穴道。

（ HOW TO ）

1 大拇指按住穴道的位置。

2 力度柔和、緩慢地前後搓揉手腕10秒，再換另一隻手。

這隻手放鬆就好

感覺身心靈都放鬆下來了。

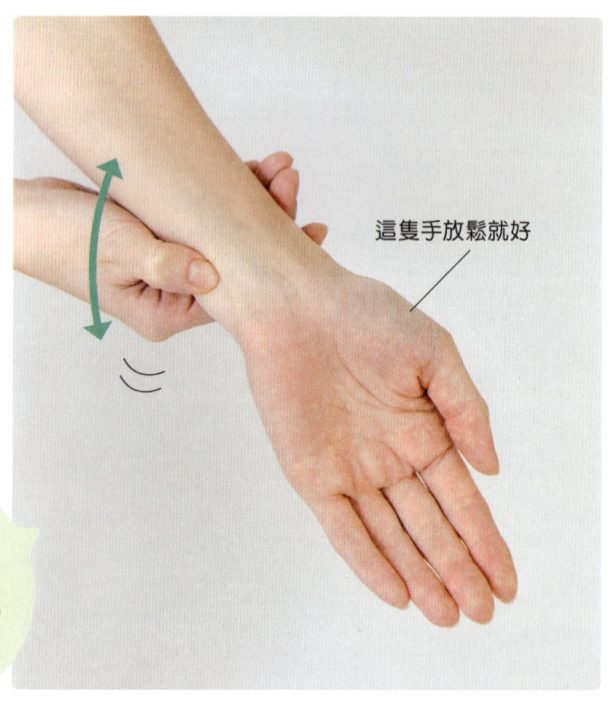

106

代謝不佳體質　缺氧體質　胃腸虛弱體質　虛熱體質　精神緊繃體質

閃到腰也被形容是「腰部的感冒」。除了拿取重物、大幅度轉身不慎扭到腰以外，溫差變化大或季節轉換之際，身體跟不上外界環境的變化，也會出現「閃到腰」的症狀。

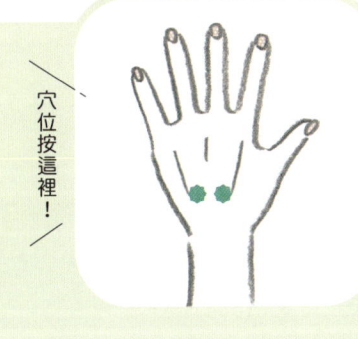

穴位按這裡！

（ 穴道按摩法 2 ）

腰腿點，是治療腰痛的特效奇穴，不僅能緩解急性腰痛，改善慢性腰痛的效果也不錯。按壓時通常出現強烈的痛感。

（ 按壓訣竅 ）

第一點位於食指與中指間的骨骼交叉點，第二點則在無名指與小指的骨骼交叉點，以拇指揉壓穴道。

（ HOW TO ）

1
先將大拇指按住食指與中指骨骼的交叉點。

2
輕柔、徐徐地前後搓揉手腕10秒，再以相同手法按無名指與小拇指骨骼交錯處，按完後換另一隻手。

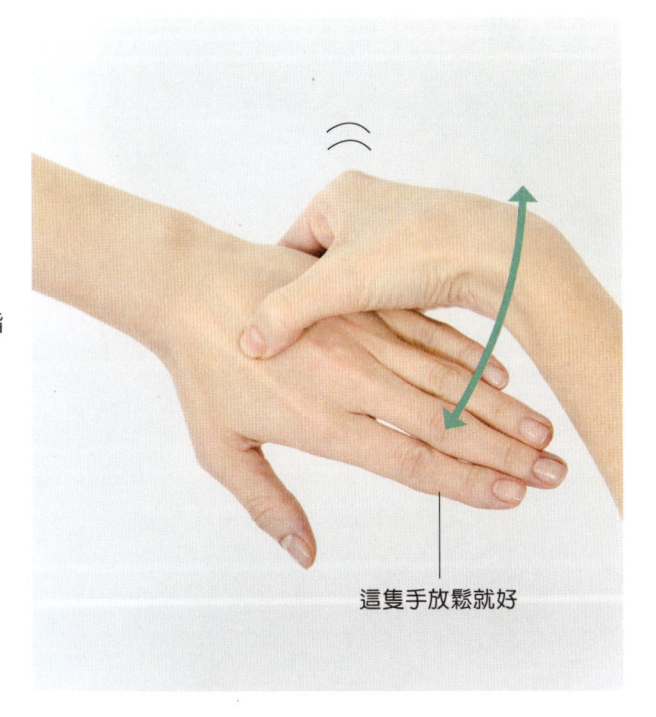

這隻手放鬆就好

107　｜　PART 2　｜　突發性身體不適

多汗

**深陷惶恐不安的緊張情緒時，
不僅手心、腳底板溼成一片，
全身汗腺大開。**

穴位按這裡！

（ 穴道按摩法1 ）

後谿（溪）穴，是能緩和緊張感，同時讓人舒服愉快的神奇穴道。焦慮到全身冒汗時按一按特別有效。

（ 按壓訣竅 ）

手掌握拳，小拇指側會出現顯著的凹陷，後谿穴位於凹陷的外端，以拇指刺激穴道。

（ HOW TO ）

1
大拇指按住穴道的位置。

2
和緩地前後搓揉10秒，再換另一隻手。

這隻手放鬆就好

108

代謝不佳體質　缺氧體質　胃腸虛弱體質　虛熱體質　精神緊繃體質

腋下或四肢容易出汗的人，大多有神經緊繃、不易鬆懈的傾向。心理也是影響汗腺的重要因素。緊張情緒會使汗腺活躍，使人全身汗流浹背。想改善的話，首要之務是緩和自己的焦慮情緒。

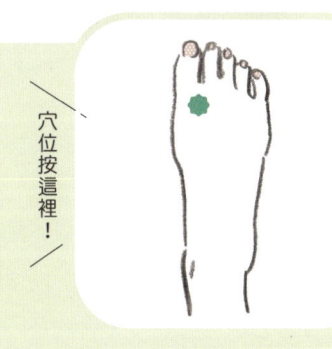

穴位按這裡！

（ 穴道按摩法 2 ）

行間穴，是屬火性的穴道。人體心火旺盛，便會汗流不止，此時按行間穴有助於清熱瀉火。

（ 按壓訣竅 ）

穴道位於大腳趾與食指之間的接縫處。採拇指按壓法按摩穴道。

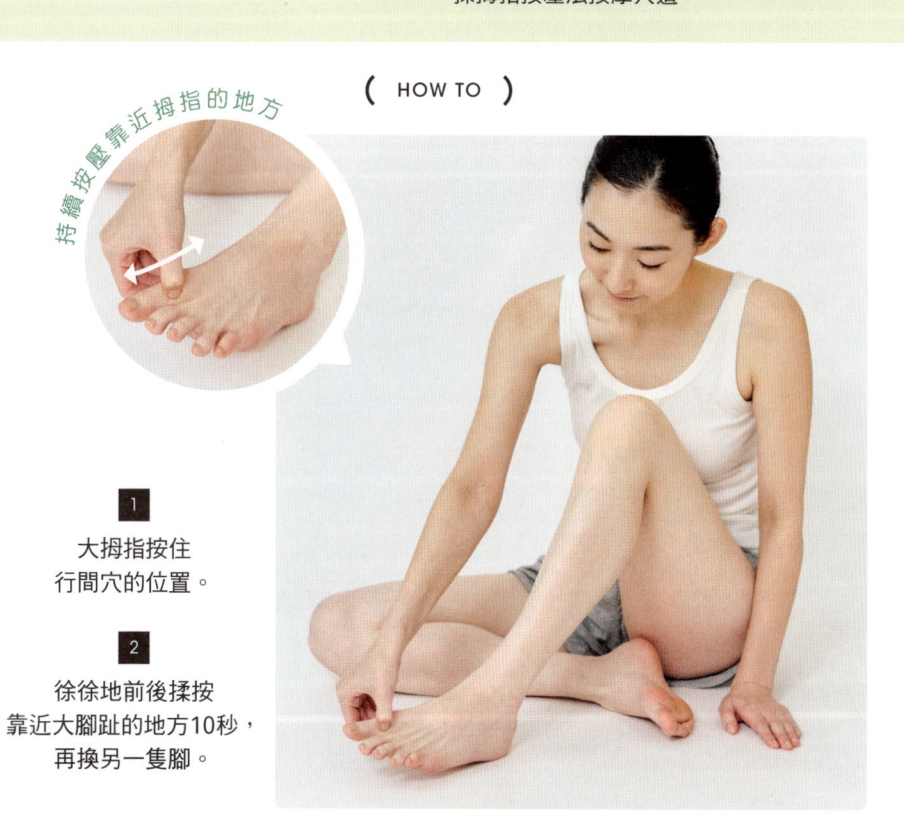

（ HOW TO ）

持續按壓靠近拇指的地方

1
大拇指按住
行間穴的位置。

2
徐徐地前後揉按
靠近大腳趾的地方10秒，
再換另一隻腳。

腹瀉

平常大號軟便居多，
面臨巨大的壓力時，
更是馬上跑廁所腹瀉⋯⋯

穴位按這裡！

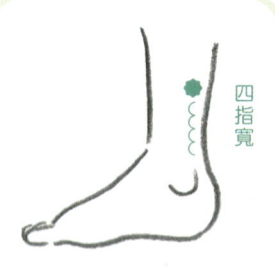

四指寬

（ 穴道按摩法 1 ）

三陰交會穴，不僅能舒緩婦科疾病，也是調理各種病症的萬能穴道。按摩有助減輕腹痛、下痢的不適感。

（ 按壓訣竅 ）

穴道位於腳內踝向上四指寬的骨骼邊緣，用大拇指按摩穴道。

（ HOW TO ）

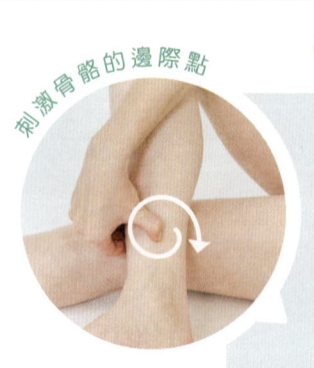

刺激骨骼的邊際點

1
大拇指按住穴道的位置。

2
輕柔緩慢地畫圓按壓10秒，再換另一隻腳。

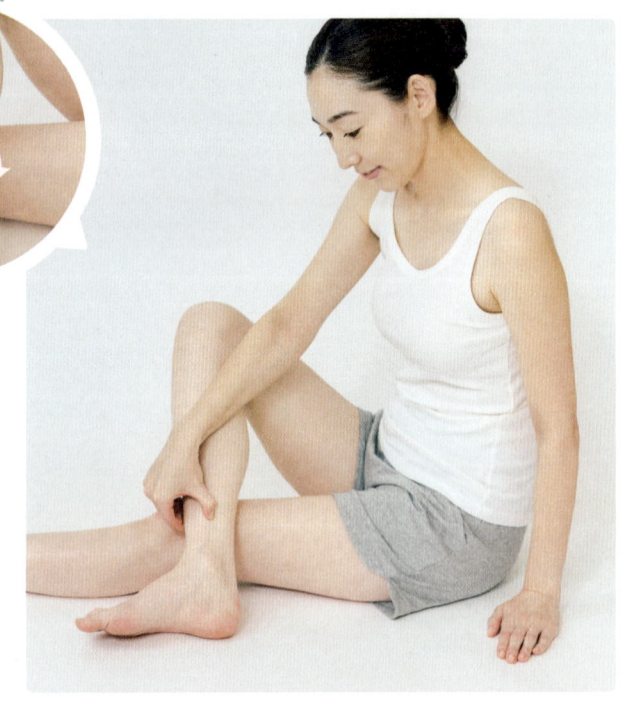

110

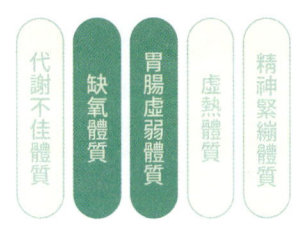

代謝不佳體質　缺氧體質　胃腸虛弱體質　虛熱體質　精神緊繃體質

就體質而言，拉肚子的原因不外乎是胃腸虛弱、對特定食物過敏、水分攝取過量、常吃生冷食物等。此外，下半身虛寒也是拉肚子的一大因素。思慮過多的人也要當心，焦慮易使胃腸功能變弱，導致腹瀉。

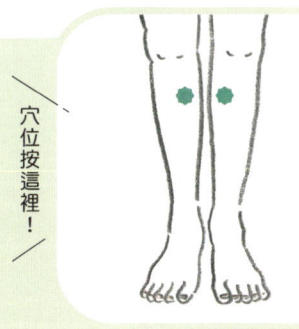

穴位按這裡！

（ 穴道按摩法 2 ）

陰陵泉穴，是與脾臟關係密切的穴道。可用於緩解因受寒引起、沒有腹痛症狀的腹瀉。

（ 按壓訣竅 ）

從腳內踝往膝蓋探索，碰到骨頭就停下來的地方就是穴位所在。

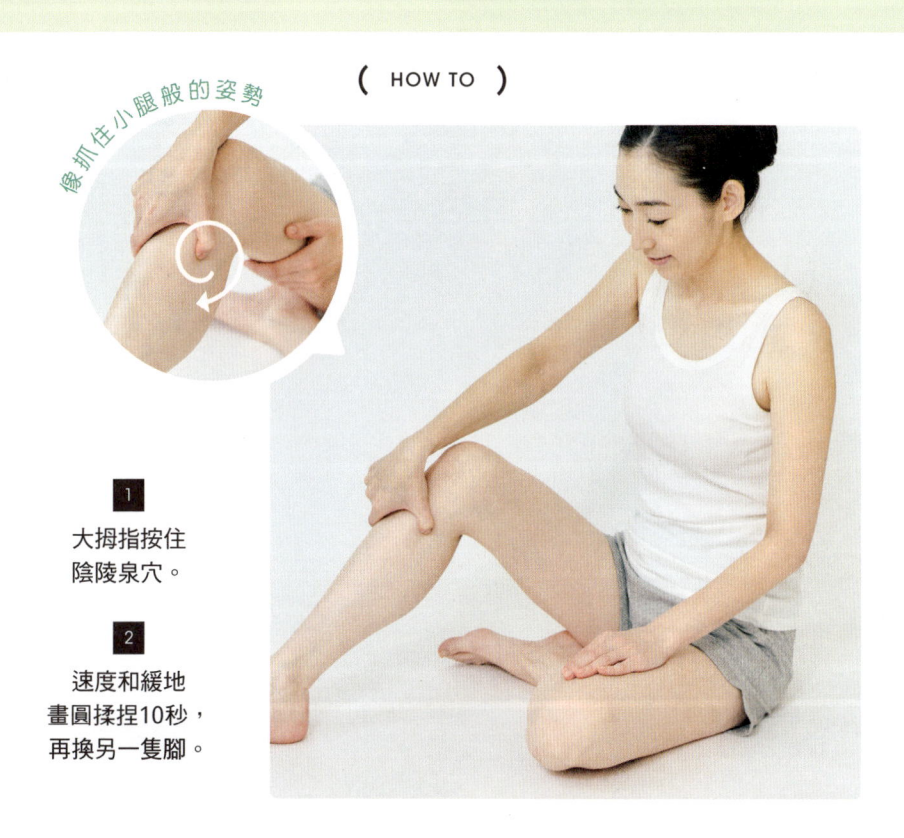

(HOW TO)

像抓住小腿般的姿勢

1　大拇指按住陰陵泉穴。

2　速度和緩地畫圓揉捏10秒，再換另一隻腳。

111　|　PART 2　|　突發性身體不適

愛生活 008

10秒放鬆按摩術：
從頭到腳，對應症狀，調節自律神經
10秒で自律神経が整うツボゆらし

作者	久保和也
原稿協助	西島惠
原書內文設計	月足智子
內文、封面插畫	山中玲奈
模特兒	殿柿佳奈（Space Craft）
髮妝協助	鎌田真理子
造型設計	露木藍
攝影	井手勇貴
原書協力編輯	岡田直子・生形ひろみ（有限会社ビュー企画）
翻譯	曾盈慈
總編輯	陳品蓉
封面設計	陳碧雲
內文編排	劉凱西
出版者	愛米粒出版有限公司
負責人	陳銘民
編輯部專線	（02）2562-2159
傳真	（02）2581-8761
總經銷	知己圖書股份有限公司
郵政劃撥	15060393
	（台北公司）台北市106辛亥路一段30號9樓
電話	（02）2367-2044／2367-2047
傳真	（02）2363-5741
	（台中公司）台中市407工業30路1號
電話	（04）2359-5819
傳真	（04）2359-5493
印刷	上好印刷股份有限公司
電話	（04）2315-0280
讀者專線	TEL：（02）2367-2044／（04）2359-5819#230
FAX	（02）2363-5741／（04）2359-5493
	E-mail：service@morningstar.com.tw
郵政劃撥	15060393（知己圖書股份有限公司）
法律顧問	陳思成
國際書碼	978-626-7601-04-4
初版日期	2025年2月12日
定價	新台幣350元

10BYO DE JIRITSUSHINKEI GA TOTONOU TSUBO YURASHI
Copyright © 2023 by Kazuya KUBO
All rights reserved.
First published in Japan in 2023 by IKEDA Publishing Co.,Ltd.
Traditional Chinese translation rights arranged with PHP Institute, Inc., Tokyo in care of Japan Uni Agency, Inc., Tokyo.
translation copyright © 2025 by Emily Publishing Company, Ltd.　All Rights Reserved.

版權所有．翻印必究
如有破損或裝訂錯誤，請寄回本公司更換

國家圖書館出版品預行編目(CIP)資料

10秒放鬆按摩術：從頭到腳,對應症狀,調節自律神經／久保和也作；曾盈慈翻譯. -- 初版. -- 臺北市：愛米粒出版有限公司, 2025.02
　面；　公分
譯自：10秒で自律神経が整うツボゆらし
ISBN 978-626-7601-04-4(平裝)
1.CST: 按摩 2.CST: 經穴 3.CST: 自主神經系統 4.CST: 健康法
413.92　　　　　　　　　　　　113018399

因為閱讀，我們放膽作夢，恣意飛翔。
在看書成了非必要奢侈品，文學小說漸微的年代，愛米粒堅持出版好看的故事，讓世界多一點想像力，多一點希望。

愛米粒FB　　填寫線上回函卡送購書優惠券